Thomas Schnura

AKUPUNKTUR-PROGRAMM:

ANAMNESE UND PUNKTAUSWAHL

Mit 35 Abbildungen

Aescura
im Verlag Urban & Schwarzenberg
München – Wien

Anschrift des Autors:

Thomas Schnura
Friesenstr. 16
30161 Hannover

Lektorat und Planung: Ursula Illig, München
Redaktion: Ulrike Kriegel, München
Zeichnungen: Esther Schenk-Panic, München
Herstellung: Petra Laurer, München
Umschlaggestaltung: Parzhuber & Partner, München

Deutsche Bibliothek - CIP-Einheitsaufnahme

Schnura, Thomas :
Akupunkturprogramm : Anamnese und Punktauswahl / Thomas Schnura. – München ; Wien : Aescura im Verl. Urban & Schwarzenberg, 1997

ISBN 3-541-50561-3

Satz: Typodata GmbH, München
Druck: Appl, Wemding
Bindung: Monheim GmbH, Monheim
Printed in Germany

ISBN 3-541-50561-3

Ich widme dieses Arbeitsbuch in Dankbarkeit und Respekt
meiner Lehrerin Doktor Radah Tambirajah. Durch sie habe ich die innere
Schönheit und die Weisheit der Chinesischen Medizin
kennen- und bewundern gelernt.

Spricht man nicht mit einem Menschen,
mit dem es sich lohnt, zu sprechen,
so hat man einen Menschen verloren.
Spricht man mit einem Menschen,
mit dem man besser nicht gesprochen hätte,
so hat man seine Worte verloren.
Ein weiser Mensch
verliert weder einen Menschen noch ein Wort.
Konfuzius

Vorwort

Seit ich mich mit der chinesischen Medizin und vor allem mit der Akupunktur beschäftige und sie unterrichte, habe ich sowohl von meinen Studenten als auch von bereits praktizierenden Akupunkturtherapeuten immer wieder erfahren, daß die schwierigsten Kapitel in der Akupunktur für unser abendländisch orientiertes, deduktives Denken einerseits die Auswertung einer energetisch orientierten Anamnese ist, also die eigentliche Diagnosestellung im Sinne der Traditionellen Chinesischen Medizin (TCM), sowie andererseits die Punktauswahl, die sich daraus ergibt.

Hier verfügen wir über keine Denkansätze, die uns die TCM irgendwie verstehen lassen könnten. Wir müßten unser gesamtes Denken ändern, um zu einem umfassenden Verständnis zu gelangen, und das ist erfahrungsgemäß ausgesprochen schwierig.

Die Vielzahl der bei der Diagnosestellung zu berücksichtigenden Faktoren, wie z. B. der Charakter der Symptome, die Schmerzqualitäten, begleitende Umstände, Allgemeinbefinden, mitbetroffene Gewebe, Modalitäten usw. in ihrer Erscheinung richtig zu beurteilen und nach ihrer Yin- und Yang-Qualität den fünf Elementen zuzuordnen, ist die Grundlage einer korrekten Diagnosestellung nach den Gesetzen der TCM und der daraus resultierenden Therapie. Gerade in der Mannigfaltigkeit der individuellen aktuellen Erscheinungen liegt aber auch die große Schwierigkeit und die Kunst, einen Patienten in seiner Ganzheit zu erkennen und zu beurteilen. Die Alternative kann aber nicht der Verzicht auf diese wirksame Therapieform oder die Anwendung einer „Kochbuchakupunktur" sein. Mißerfolge würden uns bald demotivieren oder entmutigen.

Meine Herausforderung lag deshalb darin, die Lehre der TCM mit unserem abendländischen Denkmodell zu verknüpfen und damit in der Praxis deutlich zu vereinfachen, ohne das Wesen der chinesischen Medizin zu berühren oder gar zu verfremden.

Das Ergebnis liegt nun vor Ihnen, und mein Anliegen ist es, mit diesem neuen und bisher einmaligen Diagnosekonzept dem Therapeuten und Praktiker die TCM schrittweise nahezubringen bzw. bereits erworbenes Wissen wieder aufzufrischen, um ihn schließlich an das Herzstück meiner Arbeit, die systematisierten Bewertungskriterien in Form von akupunkturspezifischen Anamnesebögen plus Auswertungsbogen heranzuführen.

Mit Hilfe der Anamnesebögen ist er in der Lage, die vielfältigen Zeichen und Symptome, die der Patient zum aktuellen Zeitpunkt anbietet, einem zutreffenden Bild zuzuordnen und so das aktuelle energetische Disharmoniemuster zu erkennen. Hierbei betone ich die Aktualität des Disharmoniemusters, da eine veränderte Gesamtsituation ein anderes therapeutisches Vorgehen erfordert. Auf diese Weise kann der Therapeut, weit über die mechanische Anwendung der Akupunktur hinaus, die große Kunst der chinesischen Medizin ausüben: Das Wiederherstellen des relativen energetischen Gleichgewichts, eines Zustands, den wir als körperliche, seelische und geistige Gesundheit bezeichnen.

Lassen Sie sich von den Anamnesebögen, die zunächst – zugegebenermaßen – recht trocken erscheinen mögen, nicht abschrekken: Nach meiner Erfahrung ist die Diagnosestellung auf dem traditionellen chinesischen Wege der für uns ungeordnet erscheinenden Untersuchung und Befragung noch schwieriger zu verstehen. Die Praxis wird Ihnen zeigen, daß die Bögen eine enorme Erleichterung darstellen.

Ich habe mich bemüht, die Anamnese für die Akupunktur so verständlich und schematisch wie möglich zu strukturieren. Jedoch stellt auch die Erarbeitung einer Therapie hohe Ansprüche an den Therapeuten – immerhin dauerte es zehn Jahre, bis ein chinesischer Akupunkturlehrling sich Arzt nennen durfte. Nur mit einer korrekten Auswertung aller wesentlichen Symptome und energetischen Zustände des Patienten, als zwingende Grundlage der Diagnose und nachfolgender Therapieentscheidungen, werden auch Sie auf dem großen Gebiet der Akupunkturtherapie den Erfolg haben, den ich Ihnen wünsche.

Mein besonderer Dank gilt meiner Frau Susanne, die sich in mühevoller Kleinarbeit durch mein ursprüngliches Konzept hindurchgearbeitet hat und mir bei der Überarbeitung durch viele Hinweise und Verbesserungsvorschläge sehr hilfreich war.

Thomas Schnura
Hannover, im Frühjahr 1997

Inhaltsverzeichnis

1

EINLEITUNG: ZUR TRADITIONELLEN CHINESISCHEN MEDIZIN

Ein großer Teil der Geschichte der Akupunktur verliert sich in einem etwa 5000 Jahre alten Dunkel, davon sind ca. 2500 Jahre geschriebene Geschichte. Allein von dieser Tatsache aus betrachtet, ist die chinesische Medizin im allgemeinen und die Akupunktur im besonderen die sicherlich meistverwendete Therapieform auf der Welt: in Asien, Europa, Australien, Amerika und neuerdings auch in Afrika werden die Akupunktur und andere chinesische Therapieformen heute erfolgreich eingesetzt. Und es wäre unsinnig anzunehmen, sie hätten diesen Stellenwert erlangen können, wenn sie nicht heilen würden, auch wenn sie bis heute ohne einen medizinisch-wissenschaftlich anerkannten Wirksamkeitsnachweis nach abendländischem Denkmodell auskommen muß.

Das Huang Di Nei Jing, „Der Innere Klassiker des Gelben Kaisers", in dem erstmals die „Meridiane" und „Punkte", mit denen wir heute noch arbeiten, rudimentär niedergelegt sind, wurde wahrscheinlich in den Jahren zwischen 300 und 100 v. Chr. von nach wie vor unbekannten Autoren zusammengetragen, alles weitere sind Ergänzungen, Weiterentwicklungen und Kommentare. Hier ist auch beschrieben, wie wir uns die sogenannten Meridiane vorzustellen haben: Als Kanäle, in denen wie das Wasser etwas fließt, das wir heute unpräzise mit dem Begriff Energie (Qi, Chi, gesprochen: Tschi) beschreiben, ohne eine weitere physikalische Definition über die Art der Energie vornehmen zu können. Man kann sie vielleicht auch „Lebensenergie" nennen, aber das ist eine empirische, keine nachweisbare Energie, sie entspricht unserer Erfahrung, ist aber nicht meßbar. Die Punkte sind zu vergleichen mit einem Schleusensystem, das die Aufgabe hat, die Energie gleichmäßig über die Kanäle zu verteilen, so daß nirgends ein Überfluß oder ein Mangel vorherrscht.

Es sind heute zwölf mehr oder weniger vertikal verlaufende Hauptmeridiane beschrieben, die bilateral angelegt sind, jeweils links und rechts der Wirbelsäule spiegelverkehrt. Außerdem acht teils horizontal, teils vertikal verlaufende Extrameridiane, die ihre Punkte zum Teil von anderen Meridianen beziehen, zum kleineren Teil aber auch eigene Punkte haben. Sie verlaufen zwischen Haut und Körperfaszie. Auf weitere existierende Punkte (z.B. Nebengefäße usw.) werde ich in diesem Buch nicht eingehen, da diese den eventuell noch wenig erfahrenen Therapeuten bei der Komplexizität des Themas nur verwirren könnten. Im Hinblick auf die Anamneseerstellung und Therapie sind jedoch alle relevanten Punkte eingearbeitet worden.

Der Name eines jeden der zwölf Hauptmeridiane setzt sich zusammen:

- aus der Zuordnung zu einem Organ Zang (Speicherorgan) oder Fu (Hohlorgan),
- aus der Unterteilung in Yin oder Yang als „groß", „mittel" und „klein",
- aus der Zuteilung zu Hand oder Fuß, dem jeweiligen Anfangs- oder Endpunkt.

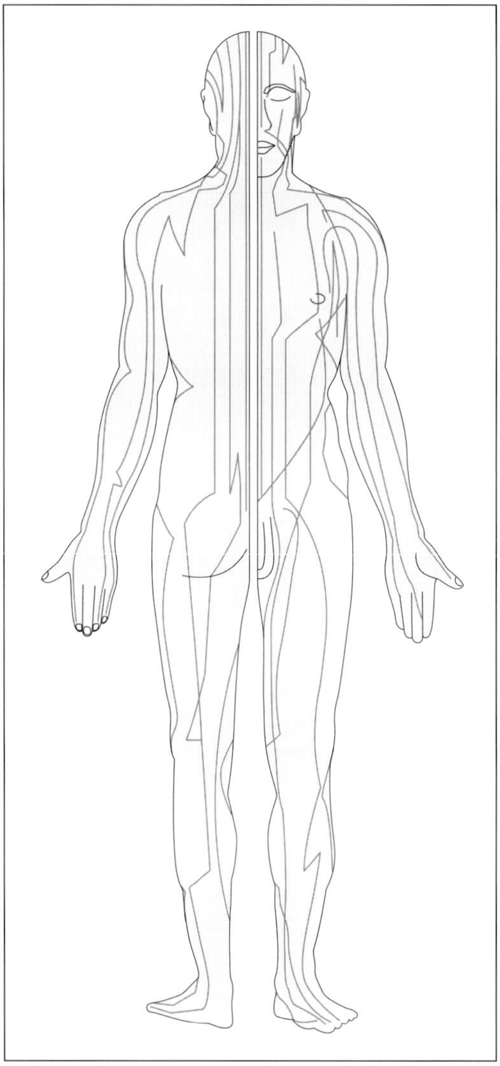

Abb. 1-1 Schematische Darstellung der Haupt- und Extrameridiane.

Im einzelnen heißt das:

Zang = Speicherorgane (Yin):

Herz	Feuer	klein	Hand Ende
Perikard	Feuer	groß	Hand Anfang
Milz-Pankreas	Erde	mittel	Fuß Anfang
Lunge	Metall	mittel	Hand Ende
Nieren	Wasser	klein	Fuß Anfang
Leber	Holz	groß	Fuß Ende

Fu = Hohlorgane (Yang):

Dünndarm	Feuer	mittel	Hand Anfang
3Erwärmer	Feuer	klein	Hand Ende
Magen	Erde	groß	Fuß Ende
Dickdarm	Metall	groß	Hand Anfang
Blase	Wasser	mittel	Fuß Ende
Gallenblase	Holz	klein	Fuß Ende

Durch Permutation, d.h. Umstellung der einzelnen Teile (Zang/Fu, Größe, Hand/Fuß), ergeben sich so unverwechselbar, wenn auch mit diesen Bezeichnungen für uns schwer verständlich und damit unpraktikabel, die heute bekannten zwölf Hauptmeridiane.

Insofern ist die neu gewählte Bezeichnung der Meridiane nach der Zuordnung zu einem Organ (z.B. „Herzmeridian", „Dünndarmmeridian" usw.) gegenüber der ursprünglichen chinesischen (z.B. „Shaoyin der Hand", „Taiyang der Hand" usw.) eine legitime Verkürzung bzw. Vereinfachung, entspricht sie doch, mindestens zuweilen, der anatomischen Lage des entsprechenden Gefäßes.

Die **zwölf Hauptmeridiane** sind den „Organen" zugeordnet:

- Herzmeridian (Shaoyin der Hand),
- Dünndarmmeridian (Taiyang der Hand),
- Perikard/Kreislauf-Sexus-Meridian (Jueyin der Hand),
- 3Erwärmermeridian (Shaoyang der Hand),
- Magenmeridian (Yangming des Fußes),
- Milz-Pankreas-Meridian (Taiyin des Fußes),
- Lungenmeridian (Taiyin der Hand),
- Dickdarmmeridian (Yangming der Hand),
- Blasenmeridian (Taiyang des Fußes),
- Nierenmeridian (Shaoyin des Fußes),
- Gallenblasenmeridian (Shaoyang des Fußes),
- Lebermeridian (Jueyin des Fußes).

Die Zuordnung der Meridiane zu einem „Organ" ist am leichtesten lokal und funktional zu verstehen, aber eine lokale Präzision fehlt ihnen ebenso wie der gesamten chinesischen Medizin. Anatomische Zeichnungen aus China verdienen allenfalls das Prädikat abenteuerlich, sie entsprechen ganz und gar nicht unseren präzisen Kenntnissen. Allerdings tut das der therapeutischen Wirksamkeit der Akupunktur keinerlei Abbruch, sie kommt ohne die Forderungen der wissenschaftlichen Forschung aus und lebt ganz von der Empirie.
„Perikard" und „Dreifacher Erwärmer" sind hierbei keine Organe im eigentlichen Sinne, sondern übergeordnete Organfunktionen (als „Dreifacher Erwärmer" bezeichnet die Akupunktur einen sämtlichen Organfunktionen übergeordneten Meridian, während der Perikardmeridian eher den seelischen Funktionen übergeordnet ist).
Die **acht Extrameridiane** haben keine konkrete Beziehung zu den Organen, sie sind den Funktionen der Meridiane übergeordnet. Das sind:

- Du Mai (Lenker-/Gouverneursgefäß, LG/GG)
- Ren Mai (Konzeptionsgefäß, KG)
- Chong Mai (Gefäß des kräftigen Aufsteigens)
- Dai Mai (Gürtelgefäß)
- Yangqiao (Yang-Gefäß der Beweglichkeit)
- Yinqiao (Yin-Gefäß der Beweglichkeit)
- Yangwei (Yang-Gefäß der Verbindung)
- Yinwei (Yin-Gefäß der Verbindung).

Auf die Extrameridiane wird in einem gesonderten Kapitel (s. S. 61 ff.) eingegangen.
Die Hauptmeridiane kommunizieren an einigen Stellen und in einigen Punkten mit der Körperoberfläche. Diese Stellen sind die sogenannten **Akupunkturpunkte,** die man mit einem System von Schleusen vergleichen kann. Sie weisen gegenüber den übrigen Körperregionen einige herausragende **Eigenschaften** auf:

- Der Hautwiderstand ist herabgesetzt.
- Das elektrische Potential ist erniedrigt. Dadurch erfolgt ein Potentialzusammenbruch, schon bei geringer Spannung.
- Sie weisen eine erhöhte Infrarot-Abstrahlung auf.
- Sie haben, wie die Meridiane, eine erhöhte Lichtleitfähigkeit.

Dieses Schleusensystem der Akupunkturpunkte verteilt die Energie Qi nach einer ganz bestimmten Reihe von Gesetzmäßigkeiten, und es tut dies, indem es einen Zustand des relativen Gleichgewichts (näheres dazu s. S. 15 ff.) aufrechterhält, sofern der Mensch nicht pathogenen Faktoren ausgesetzt ist oder sich ihnen aussetzt.
Die pathogenen Faktoren sind definiert und werden in zwei Gruppen unterteilt:

- **Exogene pathogene Faktoren:**
  - Wärme,
  - Kälte,
  - Feuchtigkeit,
  - Trockenheit,
  - Wind,
  - Hitze.

- **Endogene pathogene Faktoren:**
  - Überessen, akut und chronisch,
  - Hunger, Fasten,
  - zu viele kalte und rohe Speisen,
  - zu viel Alkohol,
  - verdorbenes Essen,
  - zu viel Streß,
  - zu wenig Streß, Anspannung,
  - zu viel Sexualität,
  - Meridianblockierungen, Narben.

Qi, die Energie, ist nach chinesischer Sichtweise unterteilt in zwei verschiedene Qualitäten, Yin und Yang, und daß sie sich in einem Zustand relativen Gleichgewichts befinden, spiegelt die Tatsache wider, daß wir ununterbrochen äußeren wie inneren Einflüssen ausgesetzt sind, wie z.B. Kälte, Müdigkeit, Hunger und Durst, den Jahreszeiten und den Einflüssen von Sonne, Mond und Sternen, ferner Streß, Einsamkeit oder dem Bedürfnis, allein zu sein. Auch die Art der Nahrung und Getränke, die Kommunikation, Krankheiten, Infektionen und Verschleiß haben in unterschiedlicher Weise Einfluß auf das innere energetische Gleichgewicht des Menschen. Solange wir existieren, ist das unabänderbar und eine Grundtatsache des Lebens. Diese Einflüsse ergänzen und kontrollieren sich und machen unser Leben aus. In dieser Betrachtungsweise ist Krankheit zu verstehen als ein Ungleichgewicht verschiedener Energien.

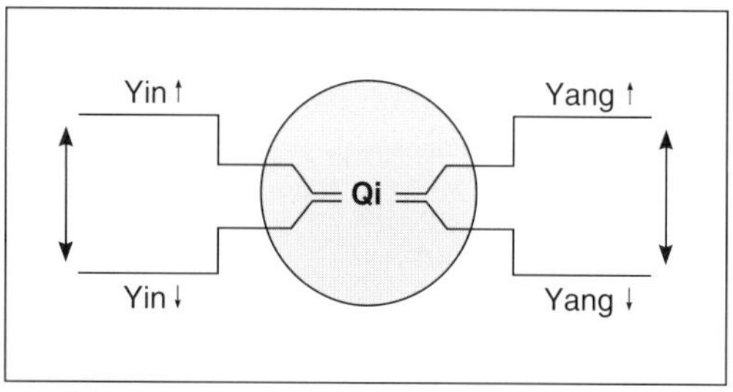

Abb. 1-2 Krankheit bedeutet ein Ungleichgewicht der verschiedenen Energien.

Die chinesische Medizin bemüht sich darum, Symptome und Zeichen von Erkrankungen zu verständlichen Konfigurationen zu arrangieren, d.h., sie versucht zu erkennen, ob sich der Patient in einem **definierbaren energetischen Zustand** befindet, der über die ausgleichende Wirkung der Akupunkturpunkte zu korrigieren ist.

Die Gesamtkonfiguration – das jeweilige Disharmoniemuster (aus dem Gleichgewicht geratene Yin-Yang-Beziehung) – stellt den Rahmen der Behandlung dar.

Der Therapeut versucht, durch eine darauf abgestimmte Behandlung die Konfiguration wieder ins Gleichgewicht zu bringen, die Harmonie im Individuum wiederherzustellen. Ähnlich wie in der Homöopathie steht weniger die Betrachtung der Kausalitäten und der endoskopische Befund nach den uns bekannten Untersuchungsmethoden im Vordergrund, als vielmehr das Bemühen, die Beziehungen der einzelnen Geschehnisse im Körper zu einem bestimmten Zeitpunkt zueinander in Verbindung zu bringen und den aktuellen Veränderungen entsprechend die Behandlung zu modifizieren. So wird es auch nicht das Bestreben eines nach chinesischer Betrachtungsweise vorgehenden Therapeuten sein, eine Diagnose im westlichen Sinne mit einem bestimmten Namen am Ende zu stellen, sondern er wird sich bemühen, das Disharmoniemuster nach den drei sehr alten **Grundprinzipien der traditionellen chinesischen Medizin** zu stellen:

- Tao,
- Yin und Yang,
- Die fünf Elemente.

Ich werde mich im folgenden bemühen, diese drei Grundprinzipien zu erklären. Man möge bitte bedenken, daß es sich hierbei um drei sehr alte Begriffe aus einem völlig anderen Kulturkreis handelt, und daß es daher sehr schwierig sein kann, diese im Vokabular des Abendlandes so zu erklären, daß es auch für uns verständlich und nachvollziehbar wird. Aber da sich die Welt und der Mensch in den letzten 5000 Jahren ja nicht grundlegend gewandelt haben, hoffe ich, diese Begriffe meinem Leser doch einigermaßen nahebringen und ins Verständliche übersetzen zu können. Mir ist dabei bewußt, daß allein der Versuch eine gewisse Verfälschung beinhaltet, oder wie ein chinesischer Zen-Meister über das Tao sagt: „Alles, was ich darüber aussagen könnte, würde das Wesentliche verfehlen." Ich möchte in diesem Zusammenhang auf das „Tao-Te-King" des Lao-Tse, der als einer der – historisch ungesicherten – Begründer des Taoismus betrachtet wird, verweisen, das von jedem Therapeuten mit großem Gewinn gelesen werden kann.

1.1 Tao

Was ist Tao? Was ist der Taoismus?

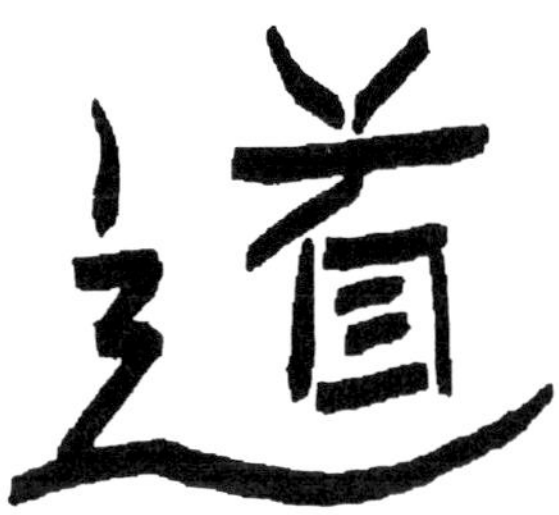

„Tao", das chinesische Wort für „Weg", ist ein alter Grundbegriff des philosophischen Denkens in China. Konfuzius verstand unter Tao den Weg des Himmels, dem der Weg des Menschen entsprechen müsse, um in Harmonie mit dem ewigen Weltgesetz zu leben. Die konfuzianische Morallehre diente daher dem Zweck, die Menschen diesen Weg des Handelns zu lehren. Lao-Tse dagegen deutete den Begriff Tao als „göttliches Urwesen, aus dem die Welt entstanden sei und in das alle Dinge wieder zurückkehrten" (Lexikon der östlichen Weisheitslehren).

Wir kennen westliche Übersetzungen oder besser gesagt Erklärungsversuche, die das chinesische Schriftzeichen „Tao" übersetzen mit Weg, Wesen, Weltgesetz, Lebensgesetz, „the way nature is", Sinn, Logos usw. Jeder dieser Begriffe erfaßt vielleicht einen Aspekt dieses sehr weitgefaßten Begriffs (der unter anderem auch einfach nur Weg im Sinne von Straße bedeuten kann), stößt aber letztlich an die Grenzen unserer durch Worte gebändigten Vorstellungskraft und bleibt daher unvollständig. Gleich zu Beginn sagt daher Lao-Tse im Tao-Te-King: „Das aussagbare Tao ist nicht das ewige Tao. Der nennbare Name ist nicht der ewige Name." Und weiter im 2. Kapitel: „Wenn jeder weiß, das Schöne ist schön, schon ist das Häßliche da. Wenn jeder weiß, das Gute ist gut, schon ist das Böse da."

Was könnte uns da weiterhelfen? Nun, ich habe nicht ohne Absicht auch die englische Übersetzung „the way nature is" gewählt, denn sie beinhaltet den Weg und die Natur zu gleichen Teilen: „the way" als einen Prozeß, den Lauf der Dinge im Laufe der Zeit, „nature is" als eine Gegebenheit, als alles, was da ist, und hier finden wir eine indianische Betrachtungsweise wieder, die „skan taku skan skan" (Lakota) (= die Lebenskraft), beschreibt als: „etwas in Bewegung". So beschreibt Tao „etwas in Bewegung", und wir können „etwas" erkennen, das bestimmten gesetzmäßigen „Bewegungen" folgt. „Etwas" ist die Natur, zu der auch wir Menschen gehören, und die Bewegung. Drei Begriffe umschreiben deren Gesetzmäßigkeit, nämlich Dualität, Veränderung und Ausgleich der Dualitäten.

Tao =	„etwas"	in Bewegung
	↓	↓
	Natur (Mensch)	Dualität Veränderung Ausgleich der Dualitäten

Dualität meint, daß sich alle Dinge in ihren Gegensätzen spiegeln:

- Sein und Nichtsein erzeugen einander.
- Schwer und leicht bedingen einander.
- Lang und kurz vermessen einander.

- Hoch und tief entstreben einander.
- Ton und Stimme fügen sich einander.
- Vorher und nachher folgen einander.

Erst die Nacht ermöglicht das Erkennen des Tages, ewige Kälte des Südpols wird verständlich durch subtropische Hitze, die endlose Länge der arktischen Nacht wird beantwortet durch die äquatoriale Präzision und in Frage gestellt durch die wechselnden Rhythmen der nördlichen Halbkugel, die ihr Pendant durch die antipodischen Rhythmen der südlichen Halbkugel erhalten.
Die Dualitäten werden oft erst erkennbar, wenn ich genügend weit zurücktrete und die Dinge für sich selbst sprechen lasse.
Der umfassendste Ausdruck für das Wesen der Dualität ist Yin und Yang (Abb. 1-3), die niemals fest greifbare Form annehmen.

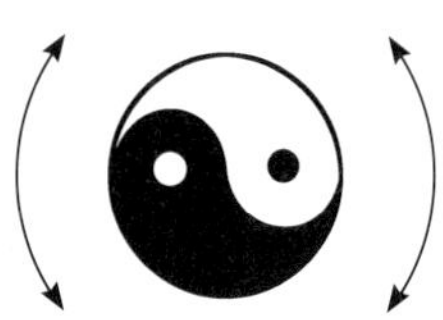

Abb. 1-3 Das Wesen der Dualität.

Veränderung meint, daß nichts ewig gleich bleibt.

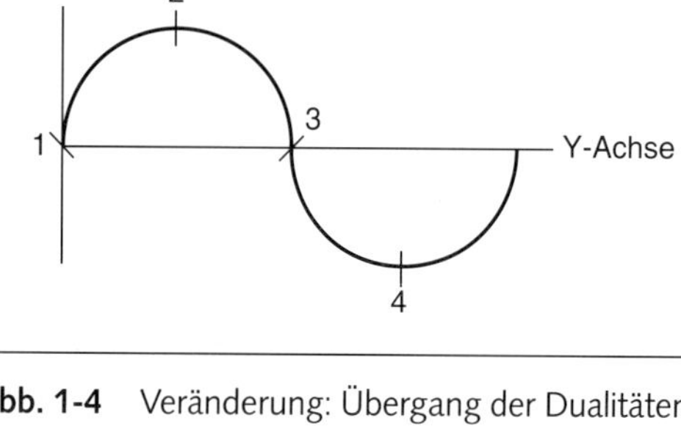

Abb. 1-4 Veränderung: Übergang der Dualitäten.

Vergleichbar einer Sinuskurve gehen die Dinge der Dualitäten beständig ineinander über, und es ist dabei gleichgültig, ob ich an die vier Wechselpunkte der Kurve (Y-Achse, höchster Punkt, Y-Achse, tiefster Punkt) die Tageszeiten, die Jahreszeiten, Hunger und Sattsein, Müdigkeit und Wachheit, Einatmen und Ausatmen, Jugend und Alter, Liebe und Haß oder Krieg und Frieden und damit auch Leben und Tod setze, der Prozeß der Veränderung ist allgegenwärtig. Er hat sehr unterschiedliche und individuelle Geschwindigkeiten, verschiedene Zyklen, einmal sind es 24 Stunden, einmal 365 Tage, einmal 20 Sekunden, ein anderes Mal ein ganzes Leben oder sogar ganze Generationen, schließlich aber auch das Entstehen und Vergehen ganzer Universen oder die Schwingungsphasen der Moleküle. Es ist jeweils nur eine Frage der Perspektive.
Oder, wie es im Tao-Te-King heißt: „Den Becher füllen im Übermaß, besser man ließe es sein. Die Klinge schärfen im Übermaß, füllen Gold und Juwelen die Halle, so kann sie niemand behüten. Reich, geehrt und auch noch hochmütig sein, das schafft sich selbst sein Unglück. Das Werk vollbringen, sich selbst zurückziehen, so ist des Himmels Weg."
Ausgleich der Dualitäten meint, daß am Ende alles ganz und heil wird und völlig gleichgültig. Und hier bekommen die Perspektive und der Taoismus ihre umfassendste und schwierigste Bedeutung. Einzusehen, daß am Ende doch wieder Ausgleich, Harmonie sein wird, ist gerade dann besonders schwer, wenn ein individuelles Leben betroffen ist und der Ruf nach Gerechtigkeit ergeht, wenn es mich selbst betrifft und ich schreie vor Schmerz, und es birgt wenig Trost, zu sagen, daß „die wahre Metaphysik in dem Glauben beruht, daß einmal Ruhe sein wird, und der Gedanke an eine Auferstehung der Fleischer widerstrebt diesem Glauben." (KARL KRAUS)

Wir finden es im Kleinen: aus der Nacht wird der Tag und vollendet den Kreislauf der Erde um sich selbst. Nach Winter und Sommer haben wir über die Jahre ein womöglich sogar statistisch errechenbares Nullsummenspiel ohne unser Zutun. Sommer und Winter ergänzen sich, am Ende sind Himmel und Erde eine Einheit. Am Ende ist das Universum eines. Wir leben doch noch.

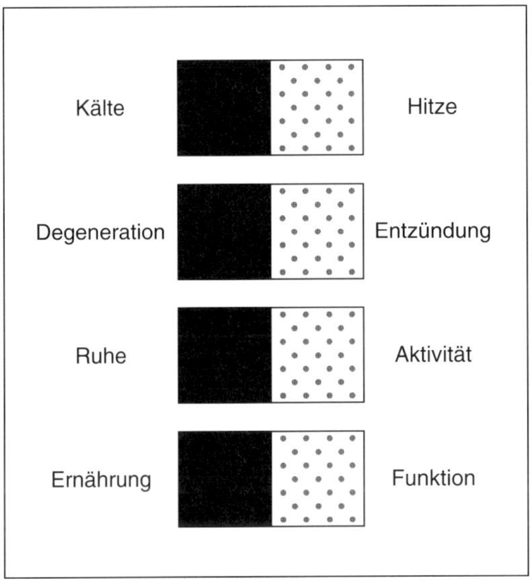

Abb. 1-5 Ausgleich der Dualitäten = Gleichgewicht = Ganzheit = Gesundheit.

Da erhält das Tao seine Größe, da liegt die geistige Herausforderung. Wer kann schon damit fertig werden, daß erlittenes Unrecht, erlebter Schmerz irgendwo im Gefüge der Energien und der Zeit einen Ausgleich finden, daß am Ende Gerechtigkeit herrschen wird, eine Gerechtigkeit, die ganz von uns Menschen mit unseren vereinzelten Schicksalen absieht und die nur das Gleichgewicht aller Kräfte wiederherstellt. Daß das ganze Universum von einer herrlichen Gleichgültigkeit umgeben ist, einer wunderbaren, friedenverleihenden Gleichgültigkeit. Es ist natürlich im Einzelfall schwer, das zu akzeptieren, es ist allein eine Frage der Perspektive. Der Einzelfall tut weh oder ist schön, ist gerecht oder ungerecht, bringt Unglück und Glück mit sich, verleitet zu Wertungen. Nur mit hinreichend Abstand verlieren all diese Wertungen an Bedeutung.

1.2 Yin und Yang

Hier haben wir das Begriffspaar, das die **Dualitäten des Tao** am umfassendsten beschreibt, aber es ist unmöglich, diesen Begriffen Übersetzungen zuzuordnen.

Yin und Yang sind theoretische Kategorien, Denkkategorien, die ihre Bedeutungen ändern, je nachdem, welche Parameter man anlegt.

Die bekanntesten Zuordnungen sind weiblich zu Yin und männlich zu Yang, aber das ist nur eine von unendlich vielen, im Grunde viel umfassenderen Zuordnungen. Weitere Zuordnungen sind:

- **Yin:**
  - Leere,
  - passiv, kalt, chronisch,
  - Nacht, Winter,
  - naß, schwer, dunkel,
  - aufsteigend, innen, vorne,
  - Ernährung,
  - Substanz,
  - Masse.
- **Yang:**
  - Fülle,
  - aktiv, heiß, akut,
  - Tag, Sommer,
  - trocken, leicht, hell,
  - absteigend, außen, hinten,
  - Schutz,
  - Funktion,
  - Bewegung.

Das eine ist für das andere notwendig, es ist eine **Beziehung der Ergänzung und Kontrolle,** und das ist die wohl wichtigste Aussage für die chinesische Medizin.
Tag und Nacht ergeben einen ganzen Tag von 24 Stunden, Sommer und Winter machen ein Jahr, Jugend und Alter ein Leben, Einatmen und Ausatmen einen ganzen Atemzug. Wir leben, ich wiederhole es, in einem Zustand des relativen Gleichgewichts zwischen Yin und Yang, und dieser Zustand heißt Gesundheit. Ensteht ein Ungleichgewicht, so bedeutet das vorübergehendes Unbehagen, oft auch Streß, Krankheit, Leiden und schließlich den Tod. Dann ist zwar alles wieder im Lot, auch wenn es schwierig ist, das zu akzeptieren.

Yin und Yang stehen zueinander in einer Reihe von definierten Gesetzmäßigkeiten, die sich zum einen natürlich auf die Gesundheit des Menschen beziehen, die darüber hinaus aber auch universelle Gültigkeit haben.

- **Gesundheit ist ein Zustand des relativen Gleichgewichts** von Yin und Yang. Jede Veränderung, ob physiologisch oder pathologisch, ob von innen oder von außen, beeinflußt den ganzen Menschen und damit auch alle fünf Elemente (s. S. 15ff.).
- **Alle Dinge haben sowohl einen Yin- als auch einen Yang-Aspekt,** das heißt, nichts ist absolut Yin oder Yang. Innen und außen, kalt und heiß, Degeneration und Entzündung, passiv und aktiv sind Kategorien von Yin und Yang, doch sie existieren nur in Relation zueinander.
  Eine Aufteilung und Differenzierung ist möglich vom Universum bis zu den Molekülen und Atomen und darüber hinaus. Es ist eine gedanklich-theoretische Aufteilung, vom „Großen und Ganzen" bis in die Endlosigkeit des Mikrokosmos, das sich als Prinzip auf alle Aspekte des Seins bezieht.
- **Yin und Yang erschaffen sich gegenseitig,** und das heißt, daß sie nicht voneinander zu trennen sind, auch wenn sie klar und eindeutig unterscheidbar sind. Aus dem Tag wird die Nacht, aus der Nacht wird der Tag. Die Höhe definiert die Tiefe. Die Menge des herabfallenden Regens entscheidet letztlich, wieviel Wasser sich durch Verdunstung und Kondensation in Wolken verwandeln kann. Die Gegensätze können nur im Vergleich zueinander gemessen werden. Aus diesen Beispielen ergeben sich aber noch weitere Gesetzmäßigkeiten:
- **Yin und Yang ergänzen und kontrollieren sich gegenseitig.** Tagzeit und Nachtzeit machen einen ganzen Tag usw., das heißt, sie ergeben zusammen ein Ganzes, dessen Aufteilung in das Yin- und Yang-Prinzip immer nur gedanklich vollzogen werden kann, nie aber faktisch. Damit wird deutlich, daß Yin und Yang „nur" Gedankenkonstruktionen sind, die uns ein Verständnis z.B. von Krankheitsphänomenen erleichtern helfen, die aber gleichwohl eine universelle Anwendbarkeit besitzen.
  Auch das Prinzip der gegenseitigen Kontrolle ergibt sich aus der Naturbetrachtung. Das Übermaß an Yang, z.B. lange, heiße Tage im Sommer, kontrolliert den Mangel an Yin: kurze, warme Nächte. Ein Hitzeübermaß im Körper (Entzündung) mag durch einen „Mangel an kontrollierender Kälte" (Substanz der Immunabwehr) verursacht sein. Ein Substanzüberschuß Yin im Körper (z.B. Adipositas) mag auf einem Mangel an Dynamik-Yang (Bewegung) beruhen. Gleichzeitig aber können beide Disharmonien durch das jeweils ergänzende Prinzip unter Kontrolle gebracht werden:

Yin und Yang gleichen sich gegenseitig aus.

- **Yin und Yang verwandeln sich ineinander.** Dies ist der Prozeß der ständigen subtilen Veränderungen: Aktivität und Passivität, Dynamik und Ruhe, Tag und Nacht, Sommer und Winter, in den kleinsten wie den größten Dingen, Einatmen und Ausatmen, Leben und Tod. Diese Prozesse verlaufen in gesunden, ausgeglichenen Zusammenhängen langsam, sanft und harmonisch. Sie erhalten, je nach dem gewählten Blickwinkel, die Balance von Yin und Yang aufrecht: Über kurz oder lang, und ganz von selbst, findet alles zu dem Gleichgewicht zurück, das von vornherein angelegt ist und das am Ende wieder sein wird.

Nicht handeln, nicht wollen,
nicht kämpfen:
Das ist der Weg allen Seins.
Ganz von selbst werden Frühling,
das Erwachen des Lebens;
Sommer, das Wachstum; Herbst,
die Reife und der Verfall;
Winter, die Speicherung und der Tod.
Und am Ende wird Ruhe sein:
Yin und Yang in vollkommenem
Ausgleich. (ts)

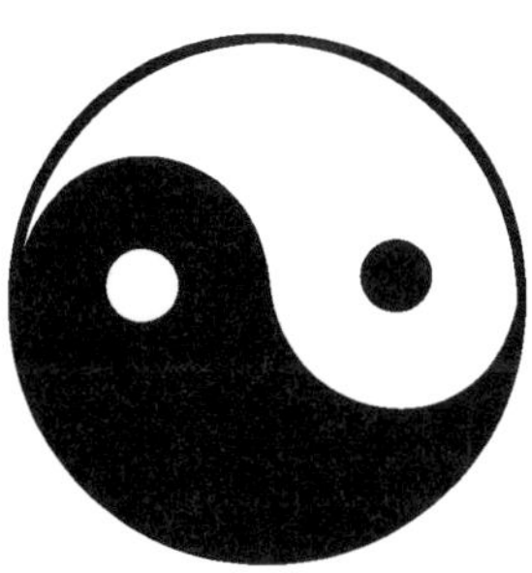

1.3 Die fünf Elemente oder Wandlungsphasen

Tao beschreibt das Allumfassende, Yin und Yang sind sein Prinzip, und die fünf Elemente/Wandlungsphasen sind die Kategorien der konkreten Zuordnung.
Die fünf Elemente sind:

- Feuer,
- Erde,
- Metall,
- Wasser,
- Holz.

Mit „Holz" z.B. ist aber nicht konkret der Baum gemeint, genauso wenig wie „Metall" eine betimmte Materie oder chemische Verbindung meint oder „Wasser" einen bestimmten Fluß oder See. Vielmehr begegnen wir auch hier wieder übergeordneten Prinzipien, denen sich nun aber alle konkreten Welterscheinungen zuordnen lassen. In diese **Kategorien der fünf Elemente** gehören z.B. die Organe und Meridiane, die Sinnesorgane und Gewebe, Himmelsrichtungen, Temperaturen und Körperfunktionen und die im Tao-Te-King sogenannten „zehntausend Dinge", (s. Tab. 1-1).
Um die Bedeutung der fünf Elemente zu verstehen, sollten wir uns vor Augen halten, daß eine offenbar genetisch angeborene Funktion des menschlichen Gehirns das Bedürfnis des Menschen ist, uns die scheinbar unentwirrbare Vielfalt der Dinge, die uns umgibt, verständlich zu machen und handhabbaren Kategorien zuzuordnen.
Jegliche Erfahrung wird von unserem Gehirn, ob wir wollen oder nicht, erst einmal kategorisiert, bevor sie analysiert wird. Wir reagieren auf Kürzel, auf Piktogramme, eine Andeutung von Langohr macht für uns den Hasen aus, eine gewisse Kopfform einen gewissen Kanzler, Haartolle und Bartklecks

genügen als Kürzel für „Hitler". So bleibt Wichtiges für uns angenehm ähnlich. Stellen Sie sich zum Beispiel vor, Sie sind nachts allein im Wald und hinter Ihnen raschelt es im Gebüsch. Bevor Sie wissen, wie Ihnen geschieht, werden Sie erschrecken und geneigt sein, die Flucht zu ergreifen. Es hat nun nämlich wenig Zweck, zu analysieren, sondern es kann lebenserhaltend sein, erst einmal zu kategorisieren und zu reagieren, und hinterher wissen wir, daß wir das Geräusch in die Kategorie möglicher Gefahrenquellen eingeordnet haben. Wir neigen dazu, und es ist art- und lebenserhaltend. Wenn hinter mir der Feind geraschelt hat, dann war es am Ende besser, daß ich unmittelbar reagiert habe. Es erleichtert uns den Umgang mit den endlos vielen möglichen Dingen.

Woher nun beziehen die Zuordnungen zu den fünf Elementen ihre Berechtigung? Diese Einteilung ist reine Empirie, und sie beruht auf der Beobachtung, daß verschiedene Dinge denselben, menschlich verständlichen, aber nicht unbedingt logischen Grundprinzipien zugeordnet werden können, auch wenn wir mit der westlich orientierten Sichtweise die Zuordnung nicht immer leicht verstehen.

Auch in der westlichen Welt gibt es sehr viele Ansätze, die Welt in Kategorien einzuordnen, z.B.: was haben Klosterzelle, Efeu, Blei, Lithographie und Mangelkrankheiten gemeinsam? Sie gehören demselben saturnbestimmten Prinzip der Einschränkung und Begrenzung an, so wie wir verschiedenen einflußnehmenden Prinzipien (Wachstum, Ergänzung, Verlust usw.) gerecht werden müssen, die sich in unserem Leben beständig wiederholen (wer mehr darüber wissen will, möge „Das senkrechte Weltbild" von Nicolaus Klein und Rüdiger Dahlke lesen).

Auch die klassische chinesische Weltanschauung bemühte sich, solch eine Zuordnung zu erfahrbaren, wenn auch nicht logisch verständlichen Kategorien oder Prinzipien nachzuvollziehen, die wir nur akzeptieren können, und daß diese Zuordnung nun zu fünf Kategorien erfolgte, nämlich den fünf Elementen, und nicht zu vier, zehn oder zwölf, ist eine „regionale Besonderheit". Da sich das System aber so trefflich ineinanderfügt, werde ich natürlich im Rahmen der Akupunktur kein anderes einführen. Es gibt keine Erklärung für dieses System, besonders nicht im Rahmen logisch-deduktiven Denkens.

Die Theorie der fünf Elemente besagt, daß ihnen aus allen Bereichen des Daseins Phänomene zugeordnet sind, und dazu gehören unter anderem **Jahreszeiten, Temperaturen, Himmelsrichtungen, Klimata** usw. (s. Tab. 1-1). Ebenso vollzieht die chinesische Medizin Zuordnungen aus dem Bereich der Organe, Stimmungen, Sinnesorgane und körperlichen Funktionen.

> Störungen, Fehlfunktionen, Leiden oder Erkrankungen in den Zuordnungen zu den fünf Elementen sind für uns ein Hinweis auf das Element, in dem eine Yin-Yang-Disharmonie vorliegt.

So verweisen uns z.B. folgende Erkrankungen auf das jeweilige Element (s. Tab. 1-1):
- Magenerkrankungen → Erdelement
- Schlafstörungen → Feuerelement
- Erkrankungen der Nase und Nasennebenhöhle → Metallelement usw.

Diese Zuordnungen sind nicht willkürlich, aber sie sind auch nicht logisch im griechisch-abendländischen Sinne Platos. Sie entstammen eher dem, was seit Plato im Rahmen der Trennung von Logos und Mythos dem nicht nachweisbaren, aber sehr wohl individuell erfahrbaren Bereich des Mythos zugeordnet ist. Wir haben es also mit philosophischen und damit weltan-

Tabelle 1-1 Die Fünf-Elemente-Tabelle

Element Zuordnung	Feuer	Erde	Metall	Wasser	Holz
Organe Yin	Herz	Milz – Pankreas	Lunge	Niere	Leber
Organe Yang	Dünndarm	Magen	Dickdarm	Blase	Gallenblase
Emotionen	Freude, Lachen, Lust	Sympathie, Sorge, Grübeln, Nachdenklichkeit	Melancholie, Trauer, Sorge	Angst, Willenskraft, Schreck	Ärger, Wut, Zorn
Ausdruck der Stimme	Lachen	Singen	Klagen	Seufzen	Schreien
Sinnesorgane	Zunge Sprechen	Mund Geschmack	Nase Geruch	Ohr Gehör[1]	Auge Sehen (Ohr, Gehör[1])
Gewebe	Blut Gefäße	Muskeln Fett, Bänder	Haut Körperhaar	Haupthaar Knochen, Zähne, Nervensystem, Gehirn	Muskeln Sehnen, Gelenke
Sekrete	Schweiß	Speichel	Schleim	Harn	Tränen
Körperfunktionen	– reguliert den freien Fluß des Blutes durch – Sitz von Geist und Seele: Bewußtsein, Gemüt, Gedächtnis – Schlaf, Traum – Optimismus, Pessimismus – Sprechen, Stimme	– Transport und Verdauung der Nahrung – Reife, Stabilität, Fruchtbarkeit – Stabilität und Abdichtung der Gefäße – reinigt das Blut – periphere Durchblutung – äußere Körperform – ernährt die Lebensenergie (Qi) und das Blut	– kontrolliert die Atmung – reguliert die Lebensenergie (Qi) – schützt die Haut – reguliert die Wasserausscheidung – Schweiß, Geruch – schützt die Yin-Organe	– speichert die Lebensenergie (Jing) – bewahrt das Potential der Lebensaktivität – ist die Wurzel des Lebens – reguliert Wachstum, Entwicklung, Reifung und Altern – Sexualität und Fruchtbarkeit – scheidet Urin aus	– speichert Blut – Gallefluß – Tränenfluß – freier Fluß von Lebensenergie (Qi) und Blut – harmonisiert die Emotionen
Geschmack	bitter	süß	scharf	salzig	sauer
Geruch	verbrannt	duftend	schimmelig	faulig	ranzig
Farbe	Rot	Gelb	Weiß	Blau, Schwarz	Grün
Klima, Wetter	Hitze	Nässe	Trockenheit	Kälte	Wind
Temperaturen	heiß	neutral	kühl	kalt	warm
Tageszeit	Mittag	Nachmittag	Abend	Nacht	Morgen
Jahreszeit	Sommer	Spätsommer	Herbst	Winter	Frühling
Wachstumsphasen	Wachstum und Blüte	Reife und Umwandlung	Ernten	Speicherung	Keimen

Tabelle 1-1 Fortsetzung

Element Zuordnung	Feuer	Erde	Metall	Wasser	Holz
Himmels-richtung	Süden	Mitte	Westen	Norden	Osten
Astrologisches Yang-Tier	Pferd	Hund/Schaf	Hahn	Bär	Tiger
Astrologisches Yin-Tier	Schlange	Ochse/Drache	Affe	Ratte	Hase
Yin/Yang	altes Yang	neutral[2]	junges Yin	altes Yin	junges Yang

[1] „Ohr, Gehör" ist in beiden Elementen vorhanden, da es sich um ein interaktives Geschehen handelt.
[2] „Neutral" bedeutet, daß das Element Erde eine Art Mittelfunktion zwischen den Elementen einnimmt.

schaulichen Kategorien zu tun. Warum können uns Symbole so viel bedeuten, auch wenn sie keine innere Verwandtschaft mit dem aufweisen, was sie eigentlich meinen. Insofern liegt vielleicht sogar Platos aufgezeichneten sokratischen Gesprächen eine Art Notwehrhaltung gegenüber der unüberschaubaren und damit beängstigenden Welt zugrunde, mit deren Bewältigung wir es bis heute zu tun haben. Suchen wir nicht alle nach Kategorien für diese Welt, die uns durch einen täglich zunehmenden Strom an neuen Erkenntnissen schier aus dem Gleis zu werfen droht? Geht es nicht uns allen bisweilen so, daß wir uns nicht mehr zurechtfinden und nach einem Maßstab suchen, der uns „die zehntausend Dinge", die uns umgeben und auf uns Einfluß nehmen, irgendwie plausibel machen könnte?

Die Einteilung der Welterscheinungen in fünf Kategorien ist so gut wie eine andere, aber das in der menschlichen Geschichte der Weltbetrachung immer wieder auftauchende Motiv der Einteilung selbst belehrt uns darüber, daß der Mensch mit seinem eingeschränkten Sensorium einer solchen Kategorisierung bedarf. Dies ist die Weisheit der fünf Elemente.

Einen auf das Wesentliche reduzierten Überblick über die verschiedenen Phänomene/Welterscheinungen/Zuordnungen zu den fünf Elementen bietet die **Fünf-Elemente-Tabelle** (Tab. 1-1). Diese Tabelle benötigen Sie für die eigentliche Arbeit mit den Anamnesebögen nicht. Sie brauchen Sie daher nicht auswendig zu können. Wichtig ist aber, daß Sie die Therorie der fünf Elemente verinnerlicht haben. Dabei soll Ihnen die Tabelle hilfreich sein. Sie zeigt dem Therapeuten sozusagen, wonach er bei der Diagnosestellung nach den Regeln der TCM zu suchen hat: welches der genannten Organe, welche Funktionen sind gegenüber einer hypothetischen normalen Funktion gestört? In welchem Bezug, in welcher Zuordnung zu den Elementen weist der Patient eine Unregelmäßigkeit auf? Zeigt er auffällige Vorlieben oder Abneigungen? Bevorzugt er bestimmte Jahreszeiten? Wann werden die Symptome schlimmer, welche Klimabedingungen haben welchen Einfluß auf sein Befinden? Gibt es für seine spezielle Symptomatik sogenannte Modalitäten, die das Befinden beeinflussen?

All diese Fragen kann ein Patient beantworten, und die Antwort wird nach den Yin- und Yang-Kriterien bewertet, das heißt, sie können als Yin-Überschuß oder -Mangel bzw. als Yang-Überschuß oder -Mangel bewertet werden. Die Summe der Antworten auf diese Fragen führt letzten Endes zur richtigen Diagnosestellung nach den Regeln der TCM, und gerade an diesem schwierigen Punkt wird Ihnen das vorliegende Arbeitskonzept mit den von mir entwickelten Bewertungskriterien in Form von Anamnesebögen wertvolle Hilfe sein.

1.4 Die Organuhr

Die Organuhr (Abb. 1-6) ist eine chinesische Darstellung der sogenannten Maximalzeiten der einzelnen Organe, d.h. sie bezeichnet nach chinesischer Vorstellung die **Zeit der maximalen Organaktivität** innerhalb eines Tages von 24 Stunden, gleichzeitig aber auch die Zeit der **optimalen Beeinflußbarkeit.**

Wenn ich also einen Patienten z.B. mit Leberbeschwerden behandeln will, dann tue ich das am besten zwischen 1 und 3 Uhr morgens (s. Abb. 1-6). Das ist natürlich völlig illusorisch, denn wer will schon um diese Zeit arbeiten. Die Organuhr benennt uns aber auch gleichzeitig eine **sekundäre Zeit,** nämlich die, die dem Organ gegenüberliegt, das würde z.B. für die Leber die Zeit von 13 bis 15 Uhr bedeuten. Diese Therapieregel findet heute allerdings kaum noch Anwendung und braucht im allgemeinen außer in besonders schweren Fällen auch nicht weiter beachtet zu werden. In einem späteren Kapitel wird die Organuhr noch einmal Bedeutung bekommen (s. S. 47ff.): die einander gegenüberliegenden Organe stehen in einer besonderen Verbindung miteinander, indem sie nämlich Energie voneinander aufnehmen oder aneinander abgeben können.

Die zwölf Hauptmeridiane, auf die ich bereits ausführlich eingegangen bin, sind in der Organuhr im Uhrzeigersinn in ihrer Zuordnung zu den Maximalzeiten dargestellt und weisen daher eine andere Reihenfolge als die eingangs gewählte auf. Sie entspricht der chinesischen Empirie, zeigt aber dabei eine erstaunliche Eigenheiten in bezug auf den Verlauf über den Körper.

- Le entspricht dem Lebermeridian: 1 bis 3 Uhr.
- Lu entspricht dem Lungenmeridian: 3 bis 5 Uhr.
- Di entspricht dem Dickdarmmeridian: 5 bis 7 Uhr.
- Ma entspricht dem Magenmeridian: 7 bis 9 Uhr.
- MP entspricht dem Milzmeridian (Milz-Pankreas-Meridian): 9 bis 11 Uhr.
- He entspricht dem Herzmeridian: 11 bis 13 Uhr.
- Dü entspricht dem Dünndarmmeridian: 13 bis 15 Uhr.

Die Organuhr

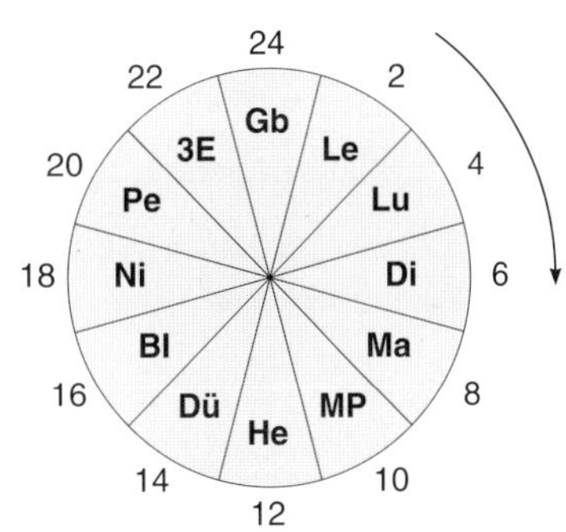

Le = Leber-Meridian	1 – 3 Uhr
Lu = Lungen-Meridian	3 – 5 Uhr
Di = Dickdarm-Meridian	5 – 7 Uhr
Ma = Magen-Meridian	7 – 9 Uhr
MP = Milz-Meridian (Milz/Pankreas-Meridian)	9 – 11 Uhr
He = Herz-Meridian	11 – 13 Uhr
Dü = Dünndarm-Meridian	13 – 15 Uhr
Bl = Blasen-Meridian	15 – 17 Uhr
Ni = Nieren-Meridian	17 – 19 Uhr
Pe = Perikard-Meridian (Kreislauf-Sexus-Meridian)	19 – 21 Uhr
3E = 3Erwärmer-Meridian	21 – 23 Uhr
Gb = Gallenblasen-Meridian	23 – 1 Uhr

Abb. 1-6 Die Organuhr.

- Bl entspricht dem Blasenmeridian: 15 bis 17 Uhr.
- Ni entspricht dem Nierenmeridian: 17 bis 19 Uhr.
- Pe entspricht dem Perikardmeridian (Kreislauf-Sexus-Meridian): 19 bis 21 Uhr.
- 3E entspricht dem 3Erwärmermeridian: 21 bis 23 Uhr.
- Gb entspricht dem Gallenblasenmeridian: 23 bis 1 Uhr.

Die Organuhr beschreibt **drei Umläufe.** Ein sogenannter Umlauf umfaßt ein Meridiansystem, bestehend aus jeweils **vier Meridianen,** das nach folgendem Prinzip über den Körper verläuft:

- Thorax–Hand,
- Hand–Kopf,
- Kopf–Fuß,
- Fuß–Thorax.

- Der **erste Meridian** eines Umlaufs beginnt in Schulternähe am Thorax und zieht hinunter zur Hand.
- Von der Hand aus kehrt der **zweite Meridian** um und verläuft über den Arm und die drei Schulterregionen Rückseite, Grat und Vorderseite zum Kopf.
- Der **dritte Meridian** beginnt am Kopf bzw. am Auge und zieht über die drei Kopfbereiche Gesicht, Scheitel oder Schläfe hinunter zum Fuß, wobei er über die Rumpfvorderseite, die Flanke oder den Rücken verläuft.
- Der **vierte Meridian** eines Umlaufs beginnt am Fuß und kehrt zum Thorax zurück.

Damit schließen sich die Kreisläufe der insgesamt drei Meridiansysteme über den Körper.
Der **erste Umlauf** umfaßt folgende Organe, Verläufe und Anzahl von Punkten:

- Lunge (Lu): Thorax–Arm–Hand (Daumen) 11
- Dickdarm (Di): Hand (Zeigefinger)–Arm–Gesicht 20
- Magen (Ma): Gesicht–Rumpf vorne–Bein–Fuß (2. Zehe) 45
- Milz-Pankreas (MP): Fuß (1. Zehe)–Bein–Thorax 21

Der **zweite Umlauf** umfaßt folgende Organe und Verläufe:

- Herz (He): Thorax–Arm–Hand (kleiner Finger) 9
- Dünndarm (Dü): Hand (kleiner Finger)–Arm–Gesicht 19
- Blase (Bl): Gesicht–Rumpf hinten–Bein–Fuß (kleiner Zeh) 67
- Niere (Ni): Fuß (Fußsohle)–Bein–Thorax 27

Der **dritte Umlauf** umfaßt folgende Organe und Verläufe:

- Perikard (Pe): Thorax–Arm–Hand (Mittelfinger) 9
- 3Erwärmer (3E): Hand (Ringfinger)–Arm–Gesicht 23
- Gallenblase (Gb): Gesicht–Rumpf seitlich–Bein–Fuß (4. Zehe) 44
- Leber (Le): Fuß (1. Zehe)–Bein–Thorax 14

Besonders erwähnenswert, weil für die Diagnosestellung bedeutsam, sind zunächst noch die beiden Extrameridiane, die über die Rumpfmitte verlaufen:

- Du mai (Du), Lenkergefäß/Gouverneursgefäß Anus–Rücken–Mund 28
- Ren mai (Ren), Konzeptionsgefäß Anus–Thorax–Mund 24

361

Daraus ergibt sich die Gesamtanzahl von **361 regulären Akupunkturpunkten,** die für die Ausübung der TCM von Bedeutung sind.

2

ZUR ANAMNESE

Das relative energetische Gleichgewicht, der sehr seltene Status des gesunden Menschen, ist ein Zustand, der sich auf alle Yin- und Yang-Aspekte in den fünf Elementen Feuer, Erde, Metall, Wasser und Holz bezieht.

Es ist nicht zulässig und auch schlecht möglich, ein Ungleichgewicht mit der Akupunkturnadel auszugleichen und so das Gleichgewicht isoliert in einem einzelnen Element wiederherzustellen, ohne die vier übrigen Elemente zu berücksichtigen. Jeder derartige Versuch würde an einer anderen Stelle Unordnung schaffen. Der Mensch ist eine Ganzheit, und jede Veränderung eines Teils beeinflußt immer das Ganze. So kann ich einen Yang- oder Hitzeüberschuß im Erde-Element nicht mit den zugeordneten Organen Magen und Milz-Pankreas behandeln, ohne zu berücksichtigen, daß ein solches Ungleichgewicht durch die energetischen Verhältnisse in den übrigen Elementen verursacht sein kann. Ebenso wird natürlich ein therapeutisches Eingreifen die anderen Elemente gemäß den Gesetzmäßigkeiten über die Beziehungen von Yin und Yang und den fünf Elementen verändern. Aus diesem Grunde ist es notwendig, eine vollständige Anamnese zu erheben.

Eine Ausnahme von dieser Regel bietet lediglich die rein symptomorientierte Schmerztherapie mit Akupunktur, der ein gesondertes Kapitel gewidmet ist.

Die Anamnese nach den Regeln der TCM (s. S. 23ff.) beinhaltet:

- Zungendiagnostik,
- Pulsdiagnostik,
- Diagnostik der Organsymptome, Funktionen, Gewebe, Sinnesorgane, psychischen Symptome und Modalitäten nach den fünf Elementen (Elemente-Anamnesebögen),
- Schmerzanamnese (s.a. S. 65ff.).

Die Anamneseerstellung ergibt sich aus:

- Patientenuntersuchung **(U)**,
- Patientenantworten auf die anamnestischen Fragen,
- Patientenbeobachtung und -einschätzung **(B)**.

Die Kennzeichnungen „U“ und „B“ finden Sie auch in den Anamnesebögen, die Zeilen ohne Kennzeichnung beziehen sich auf Fragen an den jeweiligen Patienten. Als zusätzliche Kennzeichnung, des optischen Überblicks wegen, finden Sie außerdem folgende Symbole für

- Fragen nur an weibliche Patienten (♀),
- Fragen nur an männliche Patienten (♂).

Wie Sie feststellen können, wechseln sich in den Anamnesebögen Zeilenblöcke mit „U“ oder „B“ bzw. Blöcke ohne Kennzeichnung durch alle Seiten hindurch immer wieder ab, durch die erforderlichen Subunterteilungen der Anamnesebögen in z.B. Organsymptome, Funktionen, Gewebe usw. Für die Anamneseerstellung in der Praxis empfiehlt es sich daher natürlich, die Untersuchungen am Patienten zusammenhängend

durchzuführen, um dann bei den einzelnen Fragestellungen und Patientenbeobachtungen die Untersuchungsergebnisse bereits vorliegen zu haben und damit einen häufigen Wechsel zwischen Frage, Untersuchung und Beobachten zu vermeiden.
Vor den einzelnen Seiten zur Zungen- und Pulsdiagnostik (s. S. 23ff.) finden Sie eine Zusammentragung der erforderlichen „Grunduntersuchungen", entsprechend der Kennzeichnungen in den Elemente-Anamnesebögen unter „U".
Erst nach Abschluß dieser Untersuchungen empfiehlt es sich, die Anamnese mit den Fragestellungen an den Patienten sowie mit der Patientenbeobachtung fortzusetzen, um eine wechselfreie und damit ruhige und entspannte Atmosphäre zu schaffen.

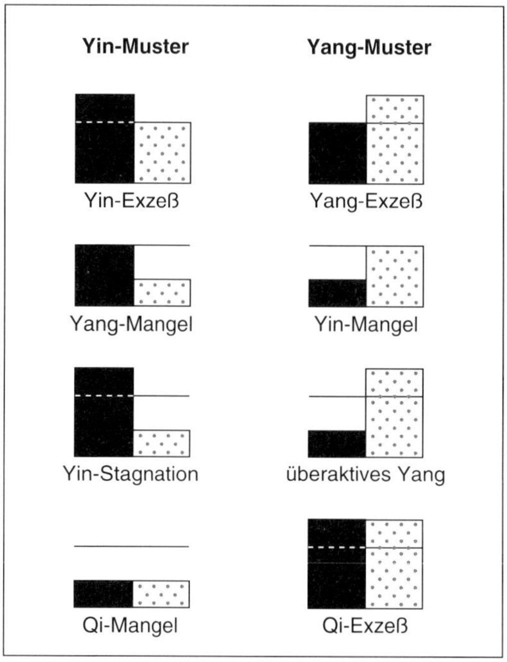

Abb. 2-2 Sich im Ungleichgewicht befindliche Yin- bzw. Yang-Muster.

2.1 Die acht Disharmoniemuster

Yin und Yang können acht verschiedene Disharmonien ausbilden, die als Disharmoniemuster graphisch dargestellt werden können. Die acht Disharmoniemuster lassen sich in zwei Kategorien (Yin-Muster und Yang-Muster) mit jeweils vier Subkategorien einteilen. Das Grundmuster besteht aus Yin und Yang im Gleichgewicht (Abb. 2-1).
Die **Yin-Muster** (Abb. 2-2) sind gekennzeichnet durch eine allgemeine Verlangsamung und schließlich Schwächung, Dämpfung und Erschöpfung der Lebensprozesse und Degeneration. Bei diesen Mustern ist Yin stärker als Yang.
Die **Yang-Muster** (s. Abb. 2-2) sind gekennzeichnet durch eine allgemeine Beschleunigung und schließlich Übersteigerung, Überaktivität, Entzündung und Verbrauch der Lebensprozesse. Bei diesen Mustern ist Yang stärker als Yin.
Die Unterscheidung der acht Disharmoniemuster und ihre Zuordnung zu den fünf Elementen ist die Grundlage für das Erkennen der körperlich-seelischen „Landschaft" eines Patienten.
Das Herausfinden des entsprechenden Yin- oder Yang-Musters (Yin-Yang-Ungleichgewichts) bei einem Patienten erfolgt mit Hilfe der Anamnesebögen, die so konzipiert sind, daß sie nach der vollständigen Anamnese die betreffende Disharmonie zum Ergebnis haben, z.B.:
Yin vermindert (↓) und Yang vermindert (↓), oder Yin erhöht (↑) und Yang vermindert (↓) usw.

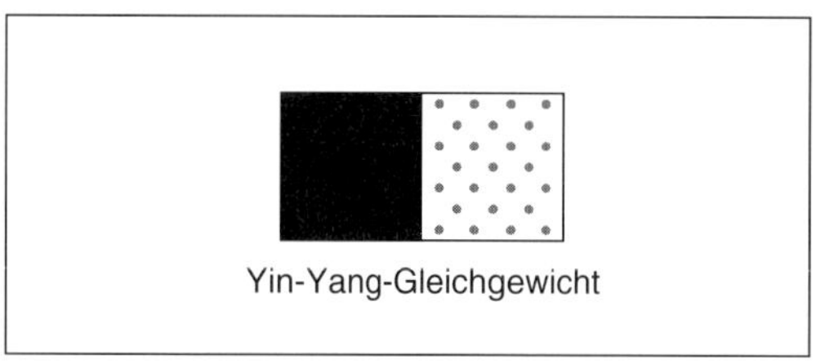

Abb. 2-1 Yin-Yang-Gleichgewicht.

Die **Beschreibung** der acht Disharmoniemuster folgt dem nachstehenden Beispiel.

- Bewegungen und Emotionen: Tempo und Kraft;
- Schmerzen: Reaktionen auf Temperatur und Druck;
- Urinbeschaffenheit: Tönung, Menge;
- Zunge: Farbe, Belag;
- Puls: Kraft, Tempo.

Die Kategorien „Emotionen" und „Schmerzen" beziehen sich natürlich auf die jeweiligen Gefühle bzw. Organe, die den fünf Elementen zugeordnet sind (Tab. 2-1; s.a. Tab. 1-1, S. 11f.).

Tabelle 2-1 Die den fünf Elementen zugeordneten Gefühle bzw. Organe.

Element	Organ	Emotion
Feuer	Herz, Dünndarm	Freude, Lachen, Lust
Erde	Milz-Pankreas, Magen	Sympathie, Sorge, Grübelei
Metall	Lunge, Dickdarm	Melancholie, Trauer, Sorge
Wasser	Niere, Blase	Angst, Willenskraft, Schreck
Holz	Leber, Gallenblase	Wut, Ärger, Zorn

Das bedeutet, daß sich die emotionalen Äußerungen entsprechend der Disharmoniemuster verändern: z.B. wird Freude nur selten und verhalten oder überschwenglich gezeigt, Sorge und Grübelei bestimmen das Wesen des Patienten, Trauer bricht sich mit großer Kraft Bahn, die Willenskraft äußert sich sehr dominierend oder verhalten, Ärger und Zorn sind zwar vorhanden, werden aber vom Patienten kaum mehr wahrgenommen oder bestimmen sein Wesen usw.
Auch die mit den Emotionen verbundenen Bewegungen sowie die Bewegungen allgemein sind von diagnostischer Bedeutung: z.B. Lebhaftigkeit und Ausdrucksstärke stehen eingeschränkter Beweglichkeit und Verspannungen gegenüber usw.
Zum anderen sind die Schmerzqualitäten und -reaktionen in den Organen zu beachten, die zu den Elementen gehören: Wird z.B. der Magenschmerz durch Wärme besser oder schlimmer, bringt Druck eine Erleichterung oder darf die Region über dem schmerzenden Organ nicht berührt werden?
Eine Beantwortung dieser Fragen mit Hilfe der Anamnesebögen ermöglicht die umfassende Beurteilung und Bewertung eines Krankheitsbildes in den Kategorien von Yin und Yang in den fünf Elementen.

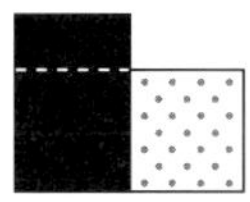

Yin-Exzeß

Bewegungen und Emotionen: langsam, kraftvoll
Schmerzen: Verbesserung durch Wärme, Verschlechterung durch Druck
Urin: klar, spärlich
Zunge: blaß, dicker Belag
Puls: voll, langsam

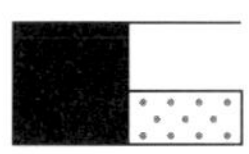

Yang-Mangel

Bewegungen und Emotionen: langsam, schwächlich
Schmerzen: Verbesserung durch Wärme und Druck
Urin: klar, reichlich
Zunge: blaß, wenig/kein Belag
Puls: leer, langsam

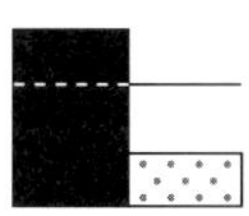

Yin-Stagnation

Bewegungen und Emotionen: langsam, zart, bedächtig, schwächlich, seicht

Schmerzen: Verbesserung durch Wärme
Urin: klar
– spärlich (vor allem Yin ↑)
– reichlich (vor allem Yang ↓)
Zunge: blaß
– dicker Belag (vor allem Yin ↑)
– dünner Belag (vor allem Yang ↓)
Puls: langsam
– kräftig (vor allem Yin ↑)
– schwach (vor allem Yang ↓)

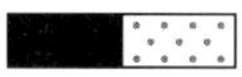

Qi-Mangel

Bewegungen und Emotionen: schwächlich, benommen
Schmerzen: Verbesserung durch Wärme und Druck
Urin: reichlich
– dunkel (vor allem Yin ↓)
– klar (vor allem Yang ↓)
Zunge: wenig Belag
– rötlich (vor allem Yin ↓)
– blaß (vor allem Yang ↓)
Puls: fein
– schnell (vor allem Yin ↓)
– langsam (vor allem Yang ↓)

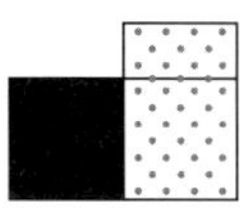

Yang-Exzeß

Bewegungen und Emotionen: schnell, kraftvoll
Schmerzen: Verbesserung durch Kälte, Verschlechterung durch Druck
Urin: dunkel, spärlich
Zunge: rot, dicker Belag
Puls: voll, kräftig, schnell

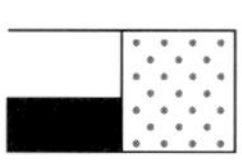

Yin-Mangel

Bewegungen und Emotionen: schnell, zart, schwach
Schmerzen: Verbesserung durch Kälte und Druck
Urin: dunkel, reichlich
Zunge: rot, wenig Belag
Puls: fein, schnell

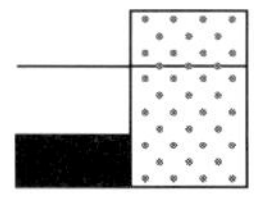

Überaktives Yang

Bewegungen und Emotionen: schnell, nervös, schwächlich
Schmerzen: Verbesserung durch Kälte, Verschlechterung durch Druck
Urin: dunkel
– reichlich (vor allem Yin ↓)
– spärlich (vor allem Yang ↑)
Zunge: rot
– wenig Belag (vor allem Yin ↓)
– dicker Belag (vor allem Yang ↑)
Puls: schnell
– fein (vor allem Yin ↓)
– voll (vor allem Yang ↑)

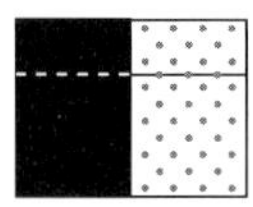

Qi-Exzeß

Bewegungen und Emotionen: kräftig, wirr
Schmerzen: Verschlechterung durch Druck
Urin: spärlich
Zunge: dicker Belag
Puls: voll, kräftig

Allgemein lassen sich die Reaktionsweisen des Yin- bzw. Yang-betonten Typus wie in Tabelle 2-2 einteilen.
Anhand dieser Tabelle läßt sich natürlich auch erst einmal nur eine ungenaue Einteilung eines Menschen vornehmen, denn das Fehlen von Yin/Yang läßt nicht automatisch den Rückschluß auf einen Überschuß von Yang/Yin zu. Die Fragen, die sich der Therapeut zu stellen hat, lauten: liegt ein Yin-Überschuß oder ein Yin-Mangel, ein Yang-Überschuß oder ein Yang-Mangel vor? In welcher Relation stehen Yin und Yang zueinander? Und wie sieht es in jedem einzelnen Element aus?

Tabelle 2-2 Reaktionsweisen des Yin- bzw. Yang-betonten Typus.

Yin-Typus	Yang-Typus
introvertiert	extrovertiert
abwartend	impulsiv
gefühlsbetont	willensbetont
langsam	schnell
sorgfältig	improvisierend
sicherheitsbetont	wagemutig
defensiv	aggressiv
liebt Warmes	bevorzugt Kühles
zuverlässig	unzuverlässig
ausdauernd	faul
ruhig	kraftvoll
zögernd	schnellentschlossen
gelassen	aufbrausend
treu	untreu
degenerativ	fiebrig
chronisch	akut
phlegmatisch	cholerisch
träge	temperamentvoll
kraftlos	kraftvoll
leise, schwache Stimme	laute, polternde Stimme
einsilbig	schwatzhaft
emotional	rational
kühl	hitzig
geordnet	wirr

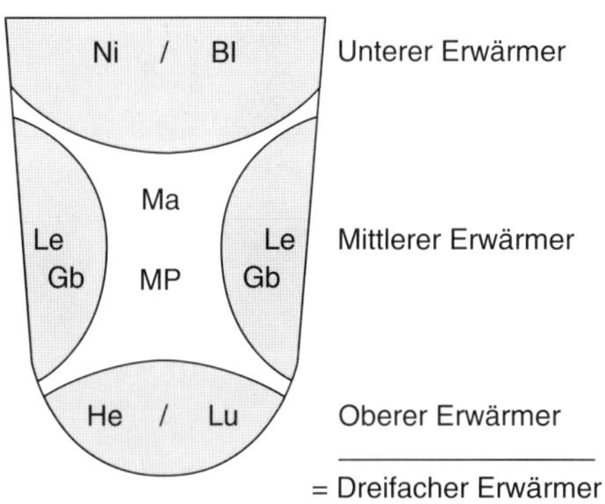

Abb. 2-3 Die Zunge mit ihren organdiagnostischen Teilbereichen.

2.2 Zungendiagnostik

Die Zungendiagnostik gehört neben der Pulsdiagnostik zu den Grunduntersuchungen der TCM. So wie die Iris, das Auge, die Ohrmuschel oder Hände und Füße ist auch die Zunge ein Repräsentationsorgan für den ganzen Körper und seine Organe.

Tabelle 2-3 Bewertungskriterien für die Beschaffenheit von Zungenkörper und -belag.

Befund	Bewertung	
A. Zungenkörper		
Rot	Yang-Exzeß	Yang↑
Blaß	Yin-Exzeß	Yin↑
Scharlachrot	überaktives Yang	Yin↓, Yang↑
Violett	Yin-Stagnation	Yin↑, Yang↓
sehr feucht	Yin-Stagnation	Yin↑, Yang↓
sehr trocken	Überaktives Yang	Yin↓, Yang↑
dick (Zahnabdrücke)	Yin-Exzeß	Yin↑
dünn	Yin-Mangel	Yin↓
rissig rot	überaktives Yang	Yin↓, Yang↑
rissig blaß	Qi-Mangel	Yin↓, Yang↓
rauh	überaktives Yang	Yin↓, Yang↑
unbeweglich	Yang-Exzeß	Yang↑
zitternd	Yin-Mangel	Yin↓
B. Zungenbelag		
Befund	**Bewertung**	
dick	Qi-Exzeß	Yin↑ oder Yang↑
dünn	Qi-Mangel	Yin↓ oder Yang↓
wie ölig	Yin-Exzeß	Yin↑
ungleichmäßig	Yin-Mangel	Yin↓
Weiß	Yin-Exzeß	Yin↑
Gelb	Yang-Exzeß	Yang↑
Grau auf Rot	Überaktives Yang	Yin↓, Yang↑
Grau auf Blaß	Yin-Stagnation	Yin↑, Yang↓

Zur Befunderhebung gehört die Lokalisation des Befundes und damit die Elemente-Zuordnung (Abb. 2-3).
Die Zungendiagnostik dient der Vertiefung und Absicherung einer Diagnose. Gegenstand dieser Diagnosemethode sind:

- Beschaffenheit des Zungenkörpers: Farbe, Feuchtigkeit und Form.
- Beschaffenheit des Zungenbelags: Dicke, Farbe und Struktur (Tab. 2-3).

Diese Auflistung erscheint auch in dem Anamnesebogen „Zungendiagnostik". Erklärungen und Beispiele dazu finden Sie im Kapitel „Arbeiten mit den Anamnesebögen" (s. S. 35f.).

2.3 Pulsdiagnostik

Ein weiterer Grundpfeiler der chinesischen Untersuchungsmethoden ist die Pulsdiagnostik. Hier finden wir an **zwölf Tastpositionen** Repräsentationsstellen für die zehn Organe der fünf Elemente sowie Yin- und Yang-Aspekt von Blase und Niere (Abb. 2-4).
Die Taststellen an der linken Hand des Patienten werden mit Zeige-, Mittel- und Ringfinger der rechten Hand des Therapeuten getastet und umgekehrt. Dabei beginnt die Pulsdiagnostik mit dem Mittelfinger proximal des Radialisköpfchens, der Zeigefinger wird distal des Radialisköpfchens gesetzt, und der Ringfinger im gleichen Abstand wie zwischen Mittel- und Zeigefinger proximal davon.
Die wichtigsten **Diagnosekriterien** sind:

- Frequenz:
  - schnell (mehr als fünf Schläge pro Atemzug),
  - langsam (weniger als vier Schläge pro Atemzug).

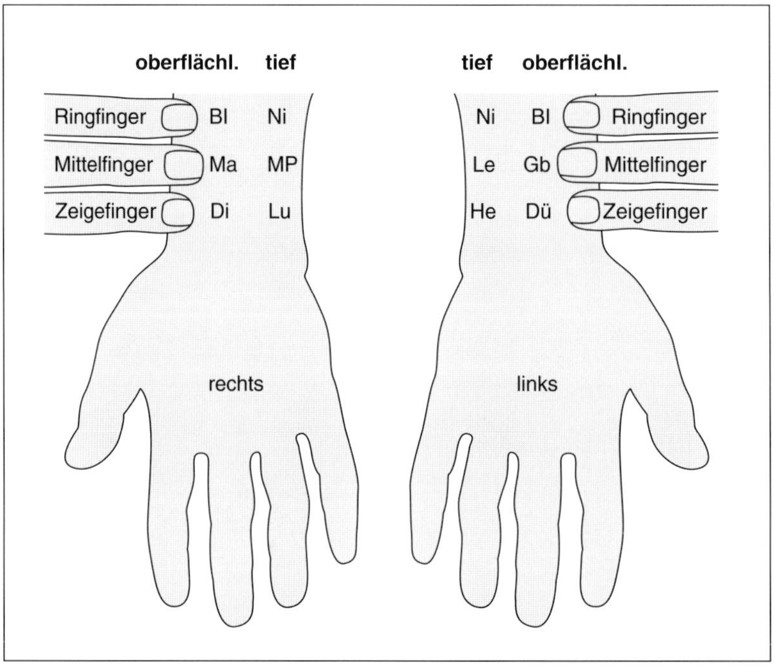

Abb. 2-4 Tastpositionen zur Pulsdiagnose.

- Volumen:
  - groß (sehr klar tastbar),
  - fein (fadenförmig, aber klar tastbar).
- Tiefe:
  - oberflächlich (der Puls ist tastbar, wenn der Therapeut die Finger nur auflegt),
  - tief (der Puls ist nur schwer und in der Tiefe tastbar).
- Kraft:
  - voll (breit und kräftig),
  - leer (breit und kraftlos).

Diese Auflistung erscheint im Anamnesebogen „Pulsdiagnostik". Erklärungen und Beispiele dazu finden Sie ebenfalls im Kapitel „Arbeiten mit den Anamnesebögen" (s. S. 35f.).

3 ANAMNESEBÖGEN

Die Anamnesebögen im folgenden Kapitel bestehen neben der „Zungendiagnostik" und „Pulsdiagnostik" aus den fünf Elemente-Anamnesebögen „Feuer", „Erde", „Metall", „Wasser" und „Holz" sowie der „Schmerzanamnese".
Für eine vollständige Patientenanamnese benötigen Sie einen Satz Anamnesebögen, wie obenstehend plus Auswertungshilfe und Auswertungsbogen.
Zum Ankreuzen in den Anamnesebögen erhalten Sie im nachfolgenden Kapitel (s. S.35ff.) mehrere Beispiele, um Sie mit der Praxis vertraut zu machen. Zunächst sei jedoch folgendes angemerkt:
Die Antwortmöglichkeiten auf die anamnestischen Fragen bzw. Beobachtungen und Untersuchungen in den Spalten Yin und Yang beinhalten, jeweils durch Kreise gekennzeichnet:

- 1 Ankreuzmöglichkeit:
  Wenn die entsprechende Frage vom Patienten bejaht wird oder Sie aufgrund Ihrer Beobachtung die Frage bejahen. **Bei Verneinung wird nicht angekreuzt.**
- 2 Ankreuzmöglichkeiten:
  Wie oben, dann jedoch **immer beide Kreise** ankreuzen. Bei Verneinung wird keiner der beiden Kreise angekreuzt.
- 2 Ankreuzmöglichkeiten mit der Alternativbestimmung „oder" auf (= 3 Kreise):
  Hier müssen **weitere Fragen** zu dem entsprechenden Symptom gestellt werden, denn erst die nähere Definition des genannten Symptoms entscheidet über die Alternativbestimmung „oder".

3.1 Anamnesebögen Zungen- und Pulsdiagnostik

In den Bögen zur Zungen- und Pulsdiagnostik muß zusätzlich zu den Ankreuzmöglichkeiten die **Zuordnung zum jeweiligen Element** erfolgen, denn die energetischen Verhältnisse in den Elementen sind es, die uns schließlich Aufschluß über mögliche Disharmonien geben.
Neben jedem Kreis finden Sie deshalb ein **stark umrandetes Kästchen,** in das das zutreffende Element zu schreiben ist, und zwar:

- F für Feuer,
- E für Erde,
- M für Metall,
- W für Wasser,
- H für Holz.

Die Zuordnungen zu den entsprechenden Elementen ersehen Sie aus den in den Anamnesebögen eingefügten Zeichnungen.

3.1.1 Anamnesebogen Zungendiagnostik

Der Elementebezug bei der Zungendiagnostik lautet wie folgt:

- Zungenspitze: Feuer und Metall,
- Zungenseiten: Holz,
- Zungenmitte: Erde,
- Zungenwurzel: Wasser.

Die gleichzeitige Zuordnung von Feuer und Metall zur Zungenspitze entspricht der Tatsache, daß die Zunge in die 3Erwärmer-Bereiche eingeteilt ist, wobei der obere Erwärmer die Organe Herz (Feuer) und Lunge (Metall) umfaßt. Zur Verifizierung klären Sie bitte, ob Herz- oder Atemwegsbeschwerden vorliegen.

Zungendiagnostik	Yin ↑		Yin ↓		Yang ↑		Yang ↓	
Über den Elemente-Bezug (Feuer, Erde, Metall, Wasser, Holz) (bitte sorgfältig in die dunklen Kästchen eintragen) entscheidet die betroffene Lokalisation. 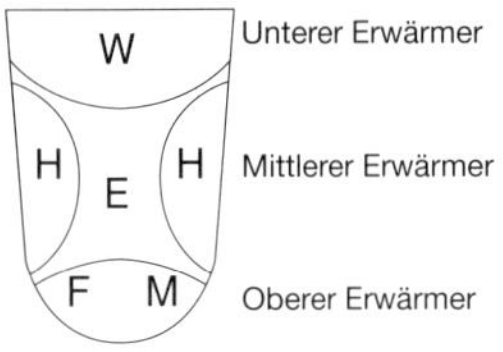								
Zungenkörper								
Rot					○	☐		
Blaß	○	☐						
Scharlachrot			○	☐	○	☐		
Violett	○	☐					○	☐
sehr feucht	○	☐					○	☐
sehr trocken			○	☐	○	☐		
dick, mit Zahnabdrücken	○	☐						
dünn, schmal			○	☐				
rissig und Rot			○	☐	○	☐		
rissig und Blaß			○	☐			○	☐
rauh			○	☐	○	☐		
unbeweglich					○	☐		
zitternd			○	☐				
Zungenbelag								
dick	○	☐			○	☐		
dünn			○	☐			○	☐
wie ölig	○	☐						
ungleichmäßig			○	☐				
Weiß	○	☐						
Gelblich					○	☐		
Grau auf Rot			○	☐	○	☐		
Grau auf Blaß	○	☐					○	☐

		Yin ↑/↓	Yang ↑/↓								
Yin- und Yang-Summen Zungendiagnostik:	F =				F		F		F		F
	E =				E		E		E		E
	M =				M		M		M		M
	W =				W		W		W		W
	H =				H		H		H		H

3.1.2 Anamnesebogen Pulsdiagnostik

Elemente-Bezug bei der Pulsdiagnostik:

- Patientenhand rechts:
  - Ringfinger-Taststelle: Wasser
  - Mittelfinger-Taststelle: Erde
  - Zeigefinger-Taststelle: Metall
- Patientenhand links:
  - Ringfinger-Taststelle: Wasser
  - Mittelfinger-Taststelle: Holz
  - Zeigefinger-Taststelle: Feuer.

Pulsdiagnostik	Yin ↑		Yin ↓		Yang ↑		Yang ↓	
Über den Elemente-Bezug (Feuer, Erde, Metall, Wasser, Holz) (bitte sorgfältig in die dunklen Kästchen eintragen) entscheidet die betroffene Lokalisation der Pulsstaststelle. 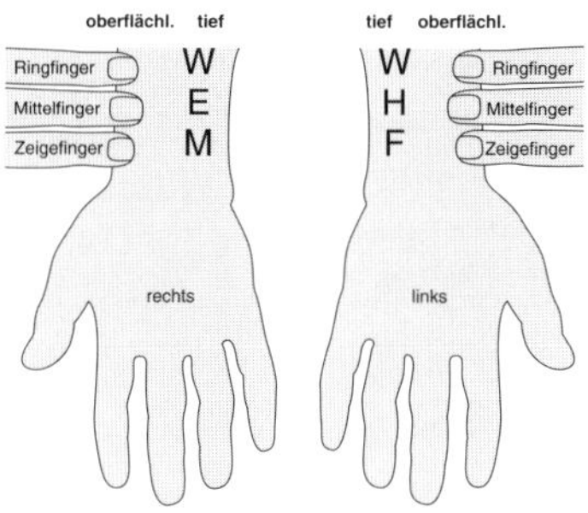								
Frequenz								
schnell					○	□		
langsam	○	□						
Volumen								
groß, klar	○	□			○	□		
fein			○	□			○	□
Tiefe								
oberflächlich			○	□	○	□		
tief	○	□					○	□
Kraft								
leer, kraftlos			○	□			○	□
voll, kräftig	○	□			○	□		

Yin- und Yang-Summen Pulsdiagnostik:		Yin ↑/↓	Yang ↑/↓								
	F =				F		F		F		F
	E =				E		E		E		E
	M =				M		M		M		M
	W =				W		W		W		W
	H =				H		H		H		H

3.2 Element-Anamnesebögen

Da bei den Element-Anamnesebögen „Feuer“, „Erde“, „Metall“, „Wasser“ und „Holz“ die Elemente ja bereits berücksichtigt sind, liegt hier beim Ausfüllen eine gewisse Vereinfachung vor.

Die Anamnesebögen sind in sich unterteilt nach Organsymptomen, Funktionen, Geweben, Sinnesorganen, psychischen Symptomen und Modalitäten. Die Modalitäten haben eine ggf. ergänzende Bedeutung, sie sind nicht so stark gewichtet wie die übrigen Ergebnisse.

3.2.1 Anamnesebogen Feuer

Feuer	Yin ↑	Yin ↓	Yang ↑	Yang ↓
Herz				
U: Hypertonie (s. a. Holz)	○		○	oder ○
U: Tachykardie, Arrhythmie	○	oder ○		○
U: leichte Tachykardie		○		
U: Bradykardie	○			
Herzklopfen		○		○
B: Herzinsuffizienzzeichen				○
Koronarsklerose, Angina pectoris, Perikarditis	○			○
Körpertemperatur				
U: Fieber, Hitze, Röte		○	○	
wenig schwitzen trotz Fieber	○			
viel Schwitzen bei Fieber			○	
U: erniedrigte Temperatur		○		○
Frösteligkeit, kalte Hände und Füße				○
B: blasse, zyanotische Haut		○		○
B: Akrozyanose	○			
Hyperhidrosis		○	○	oder ○
Schwitzen spontan				○
Nachtschweiß		○		
Schlaf				
Durchschlafschwierigkeiten, Schlafstörungen		○		○
chronische Schlaflosigkeit	○	oder ○		
akute Schlaflosigkeit			○	
braucht viel Schlaf		○		○
je mehr Schlaf, desto verschlafener	○			○
immer müde				○
Alpträume, exzessives Träumen		○		
„Morgenmuffeligkeit“		○		○
Ruhelosigkeit		○		○
Zwischensumme Feuer:	Yin↑	Yin↓	Yang↑	Yang↓

Feuer	Yin ↑	Yin ↓	Yang ↑	Yang ↓
Dünndarm				
Meteorismus	○			
Darmkoliken, Diarrhö, Erbrechen, M. Crohn			○	
Psyche, Sprechen				
B: laut, geschwätzig			○	
B: laut, schweigsam				○
B: leise, geschwätzig	○			
B: leise, schweigsam		○		
lacht und redet viel, schwache, zittrige Stimme		○		○
erregt, unaufhörliches Reden, Gewalttätigkeit	○		○	
Stottern und schnelles Reden, heisere Stimme		○		
langsames, zögerndes Reden, Einsilbigkeit	○			○
Selbstgespräche, Blackouts	○			○
nervöse und vegetative Erkrankungen				○
Verwirrung, Depression	○			○
geistige Unruhe, viel Angst		○	○	
ängstlich, erregbar, Unbehagen		○		
träge, introvertiert	○			○
wenig Selbstbewußtsein		○		○
Schizophrenie, manisch hyperaktiv	○		○	
Apoplexie, Epilepsie	○	○		
schlechtes Gedächtnis		○		
gutes Gedächtnis			○	
übermäßige Freude, Euphorie		○		○
Modalitäten				
Abneigung gegen Bitteres	○		○	
Verlangen nach Bitterem		○		○
Abneigung gegen Rot	○		○	
Verlangen nach Rot		○		○
Summe Feuer:	Yin↑	Yin↓	Yang↑	Yang↓

3.2.2 Anamnesebogen Erde

Erde	Yin ↑	Yin ↓	Yang ↑	Yang ↓
Magen-Darm-Trakt, Hunger				
B: blasse, zyanotische Lippen		○		○
trockene, rote Lippen, die zu Rissigkeit neigen		○	○	
Herpes labialis		○	○	
Gingivitis		○	○	
schlechter Mundgeruch, fauliger Atem		○	○	
saurer Geschmack im Mund, saures Aufstoßen	○			○
Übelkeit und Erbrechen	○			
akute Gastritis			○	
chronische Gastritis	○			○
Ulcus duodeni, Ulcus ventriculi		○	○	
dumpfer, anhaltender Schmerz	○			○
Dyspepsie		○		○
Malabsorptionen: Diarrhö		○		○
U: Diabetes mellitus, Diabetes insipidus		○		○
Adipositas	○			○
chronische Enteritis, M. Crohn			○	
chronische Diarrhö			○	
Hunger verschlechtert		○	○	
kein Hunger, kein Durst		○		○
Völlegefühl	○			
viel Hunger, viel Durst, Heißhunger		○	○	
Hunger erst mittags	○			○
Leber – Galle – Pankreas				
Hepatitis		○	○	
chronische Hepatitis			○	
Leberzirrhose	○		○	
Cholezystitis	○		○	
Parotitis, Pankreatitis			○	
	Yin ↑	Yin ↓	Yang ↑	Yang ↓
Zwischensumme Erde:				

Erde	Yin ↑	Yin ↓	Yang ↑	Yang ↓
Sonstiges				
Lymphangitis, Lymphadenitis			○	
Polyneuropathien		○		○
Nahrungsmittelallergien		○		oder ○
peripheres Bindegewebe				
♀ Prolapsneigung, Gebärmuttervorfall		○		○
Bindegewebsschwäche		○		○
schwache Muskeln, wenig Fett, Astheniker		○		○
Ödemneigung	○	oder ○		○
Blutungsneigung, Zwischenblutungen		○		○
Anämie		○		○
eiskalte Hände und Füße	○	oder ○		○
Psyche				
Kopfzerbrechen, Grübelei, Sorgen		○		○
blasses Gesicht, besorgter Blick	○			○
Zwangsneurosen	○			
Anorexia nervosa		○	○	oder ○
Streß-Ulkus		○	○	
Depression		○	○	oder ○
Lethargie, Trägheit	○			
schwerer Kopf, Schwindeligkeit	○			
Teilnahmslosigkeit		○		○
übermäßige Schwermut und Grübelei	○			○
Modalitäten				
Abneigung gegen Süßes	○		○	
Verlangen nach Süßem		○		○
Abneigung gegen Gelb	○		○	
Verlangen nach Gelb		○		○
	Yin ↑	Yin ↓	Yang ↑	Yang ↓
Summe Erde:				

3.2.3 Anamnesebogen Metall

Metall	Yin ↑	Yin ↓	Yang ↑	Yang ↓
Atmungsorgane				
Rhinitis, kalt, d. h. Anfangsphase	○			
dünnes, wäßriges Sekret	○			
Rhinitis, heiß, d. h. Spätphase			○	
dickes, farbiges Sekret			○	
verstopfte Nase	○			
allergische Rhinitis, Heuschnupfen	○		○	
Nasenpolypen	○			○
akute Bronchitis	○	oder ○		○
trockene Bronchitis		○		○
eitrige Bronchitis	○		○	
wenig oder dickes Sputum		○		
Bronchiektasien		○		○
Bronchitis mit asthmatischer Atmung	○			○
schwache Atmung		○		○
Lungenentzündung			○	
Lungenemphysem	○		○	
Inhalationsallergien		○		○
Asthma				
massiv			○	
allergisch			○	
plötzlich			○	
verkrampft			○	
extrem			○	
Status asthmaticus	○			
Asthma häufig	○			
Asthma durch Anstrengung	○			
nachts schlimmer	○			
Asthma bronchiale allgemein	○		○	
Dickdarm				
atonische Obstipation				○
spastische Obstipation			○	
trockener, dunkler Stuhl		○		
Diarrhö	○		○	
	Yin ↑	Yin ↓	Yang ↑	Yang ↓
Zwischensumme Metall:				

Metall	Yin ↑	Yin ↓	Yang ↑	Yang ↓
Koliken in Colon und Rektum		○		○
akute Kolitis	○		○	
Colitis ulcerosa		○		
Haut				
Schuppen	○			○
feuchte Ekzeme	○		○	
trockene Ekzeme		○	○	
Nachtschweiß		○		
Warzen	○			
Urtikaria				○
Psoriasis	○			○
Neurodermitis				○
U: dicke Haut	○			
U: dünne Haut		○		○
U: trockene Haut		○		○
U: fettige Haut	○			○
U: sensible Haut		○		○
U: unsensible Haut	○			○
juckende Haut			○	
Akne bei dicker Haut	○			
Akne bei dünner Haut				○
Psyche				
häufig traurig	○			
erschöpft durch Trauer und Kummer		○		○
leise Stimme, Wortkargheit		○		○
unruhig, ängstlich	○			
nervös, übererregbar			○	
unkontrollierte Gefühle		○		○
manisch-depressiv		○		○
depressiv	○			
übermäßige Trauer und Sorge		○		○
Modalitäten				
Abneigung gegen Scharfes	○		○	
Verlangen nach Scharfem		○		○
Abneigung gegen Weiß	○		○	
Verlangen nach Weiß		○		○
	Yin ↑	Yin ↓	Yang ↑	Yang ↓
Summe Metall:				

3.2.4 Anamnesebogen Wasser

Wasser	Yin ↑	Yin ↓	Yang ↑	Yang ↓
U: Miktion, Harn- und Geschlechtsorgane				
häufig, viel, wäßrig		○		○
wenig und dunkel		○		
wenig: Oligurie				○
Pollakisurie			○	
Inkontinenz, Restharn, Harnträufeln, Miktionsstörung				○
nächtliches Bettnässen, Enuresis nocturna		○		○
Zystitis			○	
Nephritis, Pyelonephritis			○	
chronische Nephritis				○
Nierenkoliken		○	○	
Niereninsuffizienz, Nebenniereninsuffizienz				○
Diabetes mellitus, Diabetes insipidus		○		○
♂ Prostatitis			○	
♂ Prostataadenom	○			○
♂ Oligospermie		○		
♂ Ejaculatio praecox		○		○
Unfruchtbarkeit, Impotenz, Frigidität		○		○
♀ verminderte Vaginalsekretion		○		○
♀ Amenorrhö; langer Zyklus, kurze Menses		○		○
♀ kurzer Zyklus, unregelmäßiger Zyklus (s. a. Holz)		○		
♀ Frühgeburten, habituelle Aborte		○		
♀ Myome, Ovarialzysten	○			○
Gehör, Sehen				
Taubkeit, Schwerhörigkeit		○		○
Tinnitus, abends schlimmer (s. a. Holz)		○		○
Schwindligkeit mit Leeregefühl im Kopf		○		
Hyperakusis, Otosklerose		○		
verschwommenes Sehen		○		
	Yin ↑	Yin ↓	Yang ↑	Yang ↓
Zwischensumme Wasser:				

Wasser	Yin ↑	Yin ↓	Yang ↑	Yang ↓
Knochen, Haare und Zähne				
brüchige, lockere Zähne		○		○
Karies, Parodontose		○		
brüchige Knochen		○		○
Arthritis, Multiple Sklerose, M. Scheuermann			○	
Rücken- und Knieschwäche		○		
Rücken- und Knieschmerzen, Lumbago		○		○
Rücken- und Knieschmerzen, durch Kälte schlechter				○
Haarausfall und frühzeitig graue Haare		○		○
Haarausfall		○		
frühzeitig graue Haare				○
Psyche				
innere Unruhe			○	
ängstlich angespannt		○		
vor Angst wie gelähmt, passive Angst				○
träge, willensschwach				○
hoffnungslos, still, zurückhaltend				○
Depression				○
übertriebene Selbstkritik		○		
schwaches Gedächtnis, frühzeitiges Altern, Senilität		○		○
verzögerte körperliche und geistige Entwicklung		○		○
spätes Altern	○		○	
leicht erschöpfbar		○		○
Modalitäten				
Abneigung gegen Salziges	○		○	
Verlangen nach Salzigem		○		○
Abneigung gegen Schwarz und Blau	○		○	
Verlangen nach Schwarz und Blau		○		○
	Yin ↑	Yin ↓	Yang ↑	Yang ↓
Summe Wasser:				

3.2.5 Anamnesebogen Holz

Holz	Yin ↑	Yin ↓	Yang ↑	Yang ↓
Leber-Galle				
Völlegefühl im Oberbauch		○		○
Fettunverträglichkeit, heller Fettstuhl		○		○
Meteorismus		○		○
Übelkeit, evtl. mit Erbrechen	○			○
Erbrechen ohne Übelkeit		○	○	
Cholezystitis, Gallensteine, Gallenkolik	○		○	
Hepatitis	○		○	
Bewegungsapparat				
Nackensteifigkeit	○		○	
Muskelverspannungen, erhöhter Muskeltonus		○	○	
Sphinkter-Krämpfe		○		
verkürzte Bänder, M. Bechterew, Dupuytren-Beugekontraktur		○		
Spasmen, Zuckungen			○	
Zittern, zittrige Stimme, Sprechschwierigkeiten			○	
Tremor, Tics		○		
Sehnenentzündungen		○	○	
Polyarthritis			○	
niedriger Muskeltonus, lockere Bänder		○		○
Schlottergelenke	○			○
Hernien, Brüche	○			○
brüchige Nägel		○		○
Blutdruck				
Hypotonie, Parasympathikotonie	○			○
Hypotonie, Hypovolämie, Anämie, Blässe		○		○
Hypertonie, Sympathikotonie		○	○	
Hypertonie, Hypervolämie, Plethora	○			○
Migräne				
„Sonntagsmigräne"	○			○
♀ **Zyklus**				
prämenstruelles Syndrom	○			○
Schwellungsgefühl in Brüsten und Unterleib		○		
Schmerzen in Brüsten und Unterleib				○
unregelmäßiger Zyklus		○		○
langer Zyklus, kurze Menses		○		
plötzliche starke Blutungen		○	○	
Herpes genitalis, Genitalmykosen, Unterleibsvarizen	○			○
Zwischensumme Holz:	Yin ↑	Yin ↓	Yang ↑	Yang ↓

Holz	Yin ↑	Yin ↓	Yang ↑	Yang ↓
Sehen, Gehör				
Fehlsichtigkeit		○		○
starke Fehlsichtigkeit	○			○
Tränen und trockene Augen im Wechsel		○		○
trockene, entzündete Augen, Retinitis		○		
Augeninfektionen			○	
Glaukom	○		○	
Allergieneigung			○	
anhaltender Tinnitus, Hörsturz, M. Ménière		○	○	
Psyche				
Umgang mit Nervosität und Anspannung:				
– zeigt sie aggressiv			○	
– zeigt sie, verliert die Kontrolle, zittert		○		
– total kontrolliert				○
– seufzt, schluckt sie, Globusgefühl		○		○
cholerisch, unkontrolliert, Wutausbrüche		○	○	
angespannt, aggressiv, gerötete Augen und Gesicht		○	○	
nervös, ärgerlich, irritierbar		○		○
unruhige Beine	○			○
Unruhe, Schlaflosigkeit		○	○	
Ärger und Depressionen		○	○	
Reizbarkeit und Depressionen		○		
durch Ärger introvertiert	○			○
Epilepsie			○	
energetisch blockiert		○		○
Emotionen schwächen		○		○
depressiv, leise Stimme		○		○
mangelhaftes Selbstwertgefühl		○		
Neigung zu Tränenausbrüchen		○		
Schüchternheit, Unentschlossenheit, Furchtsamkeit				○
übermäßiger Ärger und Zorn	○			○
Modalitäten				
Abneigung gegen Saures	○		○	
Verlangen nach Saurem		○		○
Abneigung gegen Grün	○		○	
Verlangen nach Grün		○		○
Summe Holz:	Yin ↑	Yin ↓	Yang ↑	Yang ↓

3.3 Schmerzanamnesebogen

Schmerzanamnese	**Yin ↑**	**Yin ↓**	**Yang ↑**	**Yang ↓**
Über den Elemente-Bezug entscheidet das betroffene Organ: He/Dü = F, MP/Ma = E, Lu/Di = M, Ni/Bl = W, Le/Gb = H				
Linderung durch Wärme	○			
Verschlimmerung durch Wärme			○	
Linderung durch Kälte				○
Verschlimmerung durch Kälte		○		
Linderung durch Druck		○		○
Verschlimmerung durch Druck	○		○	
Besserung nach dem Essen		○		○
Verschlimmerung nach dem Essen	○		○	
Linderung durch Feuchtigkeit			○	
Verschlimmerung durch Feuchtigkeit	○			
mit Schweregefühl verbunden	○			
leicht und ermüdend		○		○
	Yin ↑	Yin ↓	Yang ↑	Yang ↓
Zwischensumme Element:				

Schmerzanamnese	**Yin ↑**	**Yin ↓**	**Yang ↑**	**Yang ↓**
mit Hitzegefühl			○	
mit Kältegefühl	○			
mit viel Schwitzen	○			
mit sehr trockener Haut		○		○
wechselnde Lokalisation			○	
gleichbleibende Lokalisation	○			
verursacht durch: Wind			○	
Kälte	○			
Hitze	○		○	
Feuchtigkeit	○			
Trockenheit		○		○
Entzündung			○	
Kopfschmerzen				
plötzlich, mit Nackenverspannung, Schweregefühl	○		○	
leicht, mit Müdigkeit, Abgeschlagenheit, Leeregefühl		○		○
einseitig, mit Übelkeit	○			
mit Reizbarkeit			○	
mit Schwindelgefühl		○	○	
gerötetes Gesicht, mit Durst			○	
chronisch	○		○	
	Yin ↑	Yin ↓	Yang ↑	Yang ↓
Summe Element:				

3.4 Auswertung

3.4.1 Auswertungshilfe

Diese Ausfüllhilfe, in die alle Einzelergebnisse der Anamnese eingetragen und damit leichter in das jeweilige Disharmoniemuster „übersetzt“ werden können, wird im Kapitel „Arbeiten mit den Anamnesebögen“ (s. S. 39ff.) noch praktisch vorgestellt werden.

Die Ergebnisse					
Elemente	**Yin ↑**	**Yin ↓**	**Yang ↑**	**Yang ↓**	**Disharmoniemuster**
F Feuer					
E Erde					
M Metall					
W Wasser					
H Holz					

Dieser Auswertungsbogen ist für Ihre Patientenkartei gedacht.

3.4.2 Auswertungsbogen

Aus dem Auswertungsbogen resultieren die Therapieentscheidungen für den jeweiligen Patienten. Wie die dem energetischen Disharmoniemuster entsprechende Therapie erarbeitet wird, ist in den späteren Kapiteln nebst Fallbeispielen ausführlich beschrieben.

Auswertung

....
Datum

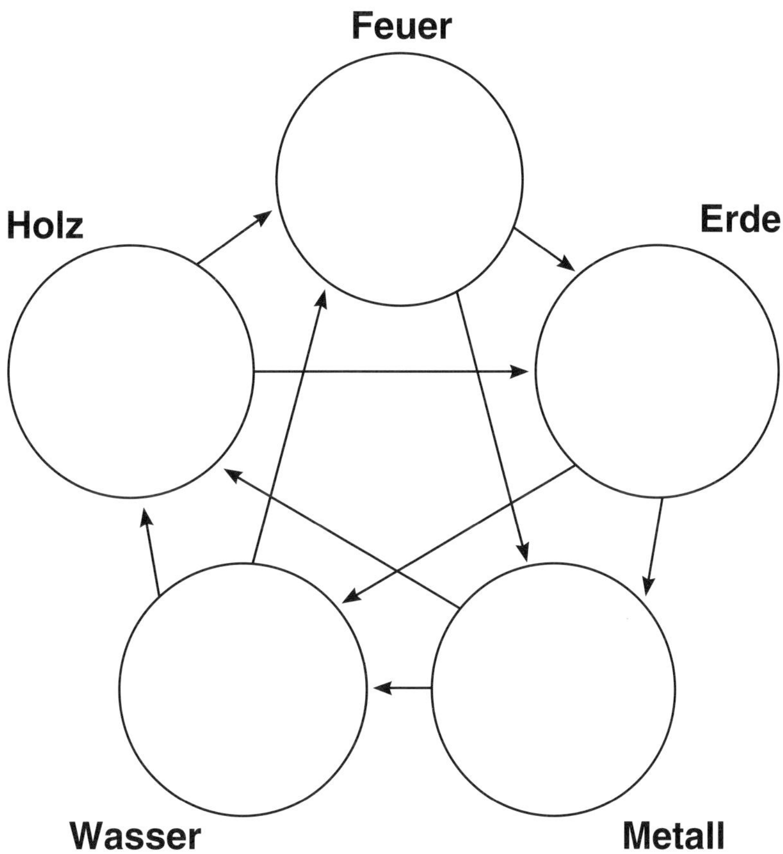

Patient:

____
Name, Vorname

____
Geburtsdatum

Therapie:

Punkte: ________

____

____

____

____

____

Tonisieren	Sedieren

Dieser Auswertungsbogen ist für Ihre Patientenkartei gedacht.

4

ARBEITEN MIT DEN ANAMNESEBÖGEN

4.1 Grunduntersuchungen

Wie in einer abendländisch orientierten Praxis sollten auch einige Grunduntersuchungen durchgeführt werden. Diese bestehen aus:

- Inspektion des ganzen Patienten,
- Blutdruckmessung,
- Pulsmessung (Frequenz),
- ggf. Fiebermessung,
- Blutzuckerbestimmung,
- ggf. Harnuntersuchung.

Wie an vorheriger Stelle erwähnt, werden die Untersuchungen am Patienten am besten vor der Zungen- und Pulsdiagnostik und auch noch vor der Element-Anamnese mit nachfolgender Schmerzanamnese durchgeführt, um dann einen reinen Frage- und Beobachtungsblock durchzuführen.
Je nach Struktur und Zustand des Patienten (Schmerzpatient) empfiehlt es sich natürlich, die genannte Reihenfolge der Einzelanamnesen zu verlassen und die Schmerzanamnese u.U. noch vor der Zungen- und Pulsdiagnostik durchzuführen, aber das sind Feinheiten aus der Praxis, und zum Glück haben wir hier die Freiheit, auf das Wesen des Patienten in würdigender Art und Weise einzugehen. Die Anamnesebögen lassen eine Flexibilität im Anamneseablauf auf jeden Fall zu. Die Untersuchungsergebnisse werden bis zu Beginn des Frage- und Beobachtungskomplexes „zwischennotiert“ und müssen dann an entsprechenden Stellen (Randvermerke mit „U“) in die Anamnesebögen vollständig aufgenommen werden.

4.2 Ankreuzen in den Anamnesebögen

Zum Ankreuzen in den Anamnesebögen erhalten Sie nachfolgend mehrere Beispiele, um Sie mit der Praxis vertraut zu machen.

4.2.1 Zungen- und Pulsdiagnostik

Beispiel Zungendiagnostik

Der Patient hat eine rauhe Zungenspitze (überaktives Yang in Herz oder Lunge = Feuer oder Metall, aber Beobachtungen einer Herzsymptomatik lassen auf das Element Feuer schließen), gerötete Zungenränder (Yang-Exzeß in Leber/Gallenblase = Holz) und eine trockene Zungenwurzel (überaktives Yang in Niere/Blase = Wasser). Auf das Errechnen der Yin- und Yang-Summen, das vom Prinzip her durch die Additionsregeln erfolgt, wird in einem späteren Abschnitt dieses Kapitels näher eingegangen.

Zungendiagnostik	Yin ↑		Yin ↓		Yang ↑		Yang ↓	
Zungenkörper								
Rot					⊗	H		
Blaß	○	☐						
Scharlachrot			○	☐	○	☐		
Violett	○	☐					○	☐
sehr feucht	○	☐					○	☐
sehr trocken			⊗	W	⊗	W		
dick, mit Zahnabdrücken	○	☐						
dünn, schmal			○	☐				
rissig und rot			○	☐	○	☐		
rissig und blaß			○	☐			○	☐
rauh			⊗	F	⊗	F		
unbeweglich					○	☐		
zitternd			○	☐				

		Yin ↑/↓	Yang ↑/↓								
Yin- und Yang-Summen Zunge:	F =	1↓	1↑		F	1	F	1	F		F
	E =				E		E		E		E
	M =				M		M		M		M
	W =	1↓	1↑		W	1	W	1	W		W
	H =	1↑			H		H	1	H		H

Beispiel Pulsdiagnostik

Pulsdiagnostik	Yin ↑		Yin ↓		Yang ↑		Yang ↓	
Volumen								
groß, klar	⊗	E			⊗	E		
fein			○	☐			○	☐
Tiefe								
oberflächlich			⊗	E	⊗	E		
tief	○	☐					○	☐

		Yin ↑/↓	Yang ↑/↓								
Yin- und Yang-Summen Puls:	F =				F		F		F		F
	E =		2↑	1	E	1	E	2	E		E
	M =				M		M		M		M
	W =				W		W		W		W
	H =				H		H		H		H

Der Puls war besonders an der rechten Hand des Patienten in der mittleren Position (Magen und Milz-Pankreas = Erde) sehr klar (Qi-Exzeß) und schon beim Anlegen des Fingers – also oberflächlich (überaktives Yang) – zu spüren.

Die Yin- und Yang-Summen ergeben einen **Yang-Exzeß in der Erde.** Der Yin-Überschuß aus dem Qi-Exzeß und der Yin-Mangel aus dem überaktiven Yang finden in den Summen keine Berücksichtigung, weil sie sich ausgleichen (zur Errechnung der Yin- und Yang-Summen s. S. 40f.).

4.2.2 Element-Anamnesebögen und Schmerzanamnese

Aus allen Anamnesebögen müssen ausreichend Fragen gestellt werden, damit das jeweilige Disharmoniemuster des Elements erkennbar wird, d.h., beantwortet der Patient die gestellte Frage z.B. nach Schlafproblemen oder Auffälligkeiten beim Schlafen (s. Feuer-Anamnese) eindeutig mit nein, kann ich mir diese Antwort, je nach eigener Einschätzung, ggf. durch ein oder zwei ausgewählte Nachfragen aus diesem Bereich nochmals bestätigen lassen (z.B.: „Es ist also auch nicht so, daß Sie „immer müde" sind oder unter „Alpträumen" leiden?"), und kann in der Anamnese bei wiederholter Verneinung nun bereits zum nächsten Bereich übergehen, im Beispiel Feuer-Anamnese wäre dies „Dünndarm".
Sollten Sie ein konkret gegebenes Symptom in den Anamnesebögen nicht vorfinden, so ist das ohne weitere Bedeutung, da das energetische Muster durch die übrigen Fragen bereits bestimmt werden kann.
Die Anamnesebögen der Elemente sind in der Reihenfolge des sog. Mutter-Sohn-Zyklus (s. S. 48) erstellt. Ich weise aber noch einmal in aller Deutlichkeit darauf hin, daß jedes einzelne Element mit allen vier anderen in ganz spezifischen Verbindungen steht, und das bedeutet, daß man keineswegs auf den Fehler verfallen darf, seine Untersuchungen, Befragungen und Beobachtungen jeweils nur auf das Element zu beschränken, auf das uns der Patient mit seiner Leitsymptomatik hinweist. Vielmehr ist es notwendig, immer auch die energetischen Verhältnisse in den anderen Elementen zu erkunden. Oft, und vor allem bei ernsten, diffusen oder chronischen Erkrankungen oder bei allgemeinem Unwohlsein, wird sich zeigen, daß zumindest auch ein oder zwei weitere Elemente in die Disharmonie mit einbezogen sind, wenn nicht gar alle. Die Frage nach den übrigen Elementen entspricht der Frage: Wie und warum ist der Patient erkrankt, was stimmt ansonsten nicht?
Erst das vollständige Bild ermöglicht es dem Therapeuten, eine Kombination von Akupunkturpunkten zu erarbeiten, die den Weg zur Gesundung und Heilung darstellt.

Yin- und Yang-Verschiebungen in den Organen. Um letztlich beurteilen zu können, ob eine energetische Verschiebung eher das Yin- oder das Yang-Organ eines Elements betrifft, müssen wir beoachten, ob die Beschwerden das Yang-Organ selbst oder eher die Funktionen des Elements und das Yin-Organ des Elements in Mitleidenschaft gezogen haben. Die Funktionen eines Elements sind den Yin-Organen zugeordnet, d.h., sind Funktionen gestört, muß in den meisten Fällen über das Yin-Organ therapiert werden. Die Beobachtung der Fehlfunktionen von Organen kann den Erkenntnissen der abendländischen Medizin über die einzelnen Organe folgen.
Einige Krankheiten und Symptome wie z.B. der Blutdruck tauchen in mehreren Elementen (in diesem Falle Feuer und Holz) auf, da sie auf energetischen Interaktionen beruhen können. Diese müssen dann in der Therapie aller genannten Elemente Berücksichtigung finden.

Beispiel Feuer-Anamnese/Körpertemperatur

Die Frage nach übermäßigem Schwitzen beantwortet der Patient mit ja, also müssen zwei Kreise angekreuzt werden, d.h. auf jeden Fall ein Kreuz in der Yin↓-Spalte, und in den Spalten Yang↑ und Yang↓ durch die Antwortwahl nur ein Kreuz. Da das energetische Ungleichgewicht, das hier sicher vor-

Feuer	Yin ↑	Yin ↓	Yang ↑	Yang ↓
Körpertemperatur				
U: Fieber, Hitze, Röte		○	○	
wenig schwitzen trotz Fieber	○			
viel Schwitzen bei Fieber			○	
U: erniedrigte Temperatur		○		○
Frösteligkeit, kalte Hände und Füße				○
B: blasse, zyanotische Haut		○		○
B: Akrozyanose	○			
Hyperhidrosis		⊗	○	oder ⊗
schwitzen spontan				⊗
Nachtschweiß		⊗		
Summe:		2		2

liegt, sonst hätte der Patient die Eingangsfrage nach Auffälligkeiten in der Körpertemperatur gleich verneint, nur identifiziert werden kann, indem nun weitere Fragen aus diesem Symptomenkomplex gestellt und beantwortet werden, führe ich meine Fragen deshalb erst einmal in den nächsten Zeilen fort mit „spontanes Schwitzen?" – „ja" und „Nachtschweiß?" – „ja". Jetzt kann ich die Yin-Yang-Disharmonie in bezug auf die Körpertemperatur des Patienten erkennen, nämlich: 2 Kreuze bei Yin↓ und bisher 1 Kreuz bei Yang↓. „Spontanes Schwitzen" definiert in diesem Falle die Yang-Disharmonie (Yang↓), weshalb bei der Antwortauswahl das Kreuz bei Yang↓ zu setzen ist. Würde die Hyperhidrosis bei „viel Schwitzen bei Fieber" auftreten, so wäre sie eine Yang↑-Disharmonie. Dieser Patient hat also laut Disharmoniemuster (s. Summenzeile) einen **Qi-Mangel im Feuer.**

Beispiel Erde-Anamnese/ peripheres Bindegewebe

Hier haben wir eine Patientin, 31 Jahre alt und Mutter von zwei Kindern, vor uns, die über einen Gebärmuttervorfall ersten Gra-

Erde	Yin ↑	Yin ↓	Yang ↑	Yang ↓
peripheres Bindegewebe				
♀ Prolapsneigung, Gebärmuttervorfall		⊗		⊗
Bindegewebsschwäche		⊗		⊗
schwache Muskeln, wenig Fett, Astheniker		○		○
Ödemneigung	○	oder ⊗		⊗
Blutungsneigung, Zwischenblutungen		○		○
Anämie		○		○
eiskalte Hände und Füße	○	oder ○		○
Summe:		3		3

des klagt und eine Bindegewebsschwäche aufweist. In diesem Falle entscheidet über die Frage, ob ein Yin↑ oder ein Yin↓ vorliegt, allein der Befund über das Bindegewebe, der uns die Ödemneigung verständlicher macht, da er auch die Gefäße betreffen und die Ödeme erklärlich machen kann. Deshalb in der Antwortauswahl das Kreuz bei Yin↓.

Auch hier ein **Qi-Mangel,** diesmal im **Element Erde.**

Beispiel Feuer-Anamnese/Herz

Feuer	Yin ↑	Yin ↓	Yang ↑	Yang ↓
Herz				
U: Hypertonie (s. a. Holz)	⊗		○	oder ⊗
U: Tachykardie, Arrhythmie	⊗	oder ○		⊗
U: leichte Tachykardie		○		
U: Bradykardie	○			
Herzklopfen		○		○
B: Herzinsuffizienzzeichen				○
Koronarsklerose, Angina pectoris, Perikarditis	○			○
Summe:		2		2

Bei diesem Patienten, männlich, 28 Jahre alt, stellt sich zunächst einmal in der Grunduntersuchung zum Blutdruck und Puls heraus, daß er Hypertoniker ist und

arrhythmisch tachykard. Beide Untersuchungsergebnisse für sich genommen erlauben wegen der „oder“-Alternativen zunächst nur zwei klare Antworten: er weist einen Yin-Überschuß (Yin↑) aus der Hypertonie und einen Yang-Mangel (Yang↓) aus der Tachykardie auf. Die Kombination aus den Untersuchungsergebnissen macht aber deutlich, daß es sich sowohl um eine Yang-Mangel-bedingte Hypertonie als auch eine Yin-Überschuß-bedingte Tachykardie handeln muß. Daher in der Antwortauswahl zusätzlich eine Wertung bei Yin↑ und Yang↓.
Dieser Patient zeigt also das Bild der **Yin-Stagnation im Feuer.**

Beispiel Schmerzanamnese

Schmerzanamnese	Yin ↑	Yin ↓	Yang ↑	Yang ↓
Linderung durch Wärme	⊗			
Verschlimmerung durch Wärme			○	
Linderung durch Kälte				○
Verschlimmerung durch Kälte		○		
Linderung durch Druck		○		○
Verschlimmerung durch Druck	○		○	
Besserung nach dem Essen		○		○
Verschlimmerung nach dem Essen	⊗		⊗	
Linderung durch Feuchtigkeit			⊗	
Verschlimmerung durch Feuchtigkeit	○			
mit Schweregefühl verbunden	⊗			
leicht und ermüdend		⊗		⊗
mit Hitzegefühl			⊗	
mit Kältegefühl	○			
mit viel Schwitzen	○			
mit sehr trockener Haut		○		○
wechselnde Lokalisation			○	
gleichbleibende Lokalisation	⊗			
Summe Element: *Erde*	4	1	3	1

Lassen Sie uns annehmen, dieser Patient, männlich, 52 Jahre alt, klagt über unklare Schmerzen im Magenbereich (Erde). Der Schmerz wird durch Wärme gelindert (Yin↑) und nach dem Essen schlimmer (Yin↑, Yang↑). Feuchtigkeit in Form von Umschlägen und Trinken (Yang↑) verbessern das Befinden. Der Schmerz ist mit Schweregefühl verbunden (Yin↑), ist erstaunlicherweise aber nur leicht und ermüdend (Yin↓, Yang↓). Er erzeugt aber ein deutliches Hitzegefühl (Yang↑). Nach abendländischer Diagnostik wären wir mit der recht unsicheren Diagnose „chronisches Ulkus“ konfrontiert und müßten eine invasive Untersuchung einleiten, die chinesische Diagnostik aber sagt uns, daß der Patient einen **Qi-Exzeß im Element Erde** hat (viermal Yin↑, einmal Yin↓ sowie dreimal Yang↑ und einmal Yang↓, s. u.).

4.3 Zwischenauswertung der Summenzeilen in den Anamnesebögen

Sind Zungendiagnostik und Pulsdiagnostik durchgeführt und in die Bögen eingetragen sowie die Anamneseergebnisse in die Elementebögen und den Schmerzanamnesebogen eingeschrieben, ist die Anamnese vollständig und es kann mit der Auswertung begonnen werden.
Wie bereits erwähnt, werden erst einmal alle Kreuze pro Yin- und Yang-Spalten addiert und in der Summenzeile notiert. Dann müssen die beiden Yin- und die beiden Yang-Ergebnisse untereinander aufgerechnet werden, um für jedes Element das entsprechende Disharmoniemuster zu erhalten.

4.3.1 Summenzeile Zungen- und Pulsdiagnostik

Zungendiagnostik

Zungendiagnostik				Yin ↑		Yin ↓		Yang ↑		Yang ↓	
		Yin ↑ / ↓	Yang ↑ / ↓								
Yin- und Yang-Summen	F =	2 ↑	–	4	F	2	F	1	F	1	F
Zunge:	E =				E		E		E		E
	M =	2 ↓	3 ↓		M	2	M		M	3	M
	W =	1 ↑	3 ↑	1	W		W	5	W	2	W
	H =				H		H		H		H

Durch Addition ergibt sich, wieviele Yin- und Yang-Überschuß (= +) bzw. -Mangel-Zeichen (= –) die Zunge aufweist, nämlich:

Feuer: 4 × Yin↑ und 2 × Yin↓ ergeben [(+4) und (–2)] = 2 × Yin↑
1 × Yang↑ und 1 × Yang↓ ergeben [(+1) und (–1)] = Ausgleich = ./.

Metall: 2 × Yin↓ ohne Yin↑ = so übernehmen (Yang ebenso)

Wasser: 1 × Yin↑ ohne Yin↓ = so übernehmen
5 × Yang↑ und 2 × Yang↓ ergeben [(+5) und (–2)] = 3 × Yang↑

Die Ergebnisse sollten in die leeren Spalten bei „Yin- und Yang-Summen" eingetragen werden.

Pulsdiagnostik

Pulsdiagnostik				Yin ↑		Yin ↓		Yang ↑		Yang ↓	
		Yin ↑ / ↓	Yang ↑ / ↓								
Yin- und Yang-Summen	F =		2 ↑		F		F	3	F	1	F
Puls:	E =	2 ↓	1 ↓	3	E	5	E		E	1	E
	M =	–		2	M	2	M		M		M
	W =				W		W		W		W
	H =		3 ↓		H		H	4	H	7	H

Die Errechnung der Summenzeile erfolgt analog zur Zungendiagnostik.

4.3.2 Summenzeile Element-Anamnesebögen und Schmerzanamnesebogen

Beispiel Element-Anamnesebögen (1)

Feuer	Yin ↑	Yin ↓	Yang ↑	Yang ↓
<Anzahl der Kreuze aus beiden Seiten>				
Summe:	5	3	2	7

5 × Yin↑ und 3 × Yin↓ ergeben [(+5) und (–3)] = 2 × Yin↑ = Yin-Exzeß
Das heißt, es weisen einige Symptome auf einen Yin-Mangel hin, aber mehrere auf einen Yin-Überschuß.
Es überwiegt der Yin-Überschuß.

2 × Yang↑ und 7 × Yang↓ [(+2) und (–7)] = 5 × Yang↓ = Yang-Mangel
Einige Symptome sprechen für einen Yang-Überschuß, aber mehrere für einen Yang-Mangel.
Hier überwiegt der Yang-Mangel.

Beispiel Element-Anamnesebögen (2)

Erde	Yin ↑	Yin ↓	Yang ↑	Yang ↓
<Anzahl der Kreuze aus beiden Seiten>				
Summe:	6	6	0	2

6 × Yin↑ und 6 × Yin↓ [(+6) und (–6)] = relatives Gleichgewicht im Risiko!
Yin scheint im Gleichgewicht zu sein, aber schon kleine Veränderungen können es in ein deutliches Ungleichgewicht bringen.

Eine derartige Konstellation erfordert Änderungen im Lebenswandel.

Im vorbezeichneten Beispiel („Erde") bedeutet dies, Änderung der Eßgewohnheiten, denn: Das Yin eines jeden Elements wird jeweils ernährt durch ein bestimmtes Grundbedürfnis (Tab. 4-1).

Tabelle 4-1: Yin-Einflüsse*.

Betroffenes Element	Betroffene Lebensweise
Feuer	Schlafen
Erde	Essen
Metall	Atmen
Wasser	Trinken
Holz	Kommunikation

* Eine Erläuterung der Bedeutung dieser Tabelle erfolgt ausführlich im Kapitel „Punktqualitäten", S. 47 ff.

0 × Yang↑ und 2 × Yang↓ [(+0) und (–2)] = 2 × Yang↓ = Yang-Mangel
Energetische Abweichungen, die aus der allgemeinen Anamnese (Elemente-Anamnese) weniger als drei Wertungen aufweisen, die sich unter Umständen sogar nur aus den Modalitäten, d.h. Abneigungen oder Vorlieben zusammensetzen (z.B. 2 × Yin↑, 1 × Yang↓), sind im allgemeinen von marginaler Bedeutung.
Wenn aber andererseits nur eine Wertungsabweichung vorliegt, diese aber aus einem quälenden oder akuten Symptom stammt und das benannte Symptom ist von gravierender Bedeutung oder der Patient leidet deutlich darunter, so verdient das natürlich vorrangige Beachtung.

Beispiel Schmerzanamnesebogen

Schmerzanamnese	Yin ↑	Yin ↓	Yang ↑	Yang ↓
<Anzahl der Kreuze aus beiden Seiten>				
Summe Element: *Wasser*	1	5	7	2

1 × Yin↑ und 5 × Yin↓ [(+1) und (–5)] = 4 × Yin↓
Hier überwiegt der Yin-Mangel.
7 × Yang↑ und 2 × Yang↓ [(+7) und (–2)] = 5 × Yang↑

Bei der Zwischenauswertung der Schmerzanamnese ist im Hinblick auf den Elementebezug zu beachten, welches Organ betroffen ist. Hier ist es die Blase (Element Wasser).

4.4 Übertragung aller Anamneseergebnisse in den Auswertungsbogen

Die Ergebnisse der Anamnese von Yin und Yang in den fünf Elementen (Bewertungen der Summenzeilen) sind schließlich – umgesetzt in das jeweilige Disharmoniemuster – in den Auswertungsbogen (s. S. 33) einzutragen, um ein vollständiges Bild der

energetischen Verhältnisse des Patienten zu erhalten, denn erst auf dieser Basis läßt sich die zutreffende Therapie erarbeiten.
Für diesen Vorgang können Sie die Auswertungshilfe (s. S. 32) verwenden. Zwar bedeutet dies einen zusätzlichen Arbeitsschritt, doch dieser sichert Ihnen das korrekte Ergebnis, bis Sie die Auswertung bei entsprechender Praxis mühelos beherrschen.
Über die tabellarische Auswertung hinaus sind natürlich der gesunde Menschenverstand und die Menschenkenntnis des Therapeuten immer noch gefragt, denn es ist einsichtig, daß z.B. eine Symptomatik wie dünne, trockene Haut (Yin↓ und Yang↓ im Element Metall, ein konstitutionelles Merkmal, s. Anamnesebögen) weniger Gewicht besitzt als eine trockene Bronchitis (ebenfalls Yin↓ und Yang↓ im Element Metall, ein akutes Symptom).

Die Leitsymptomatik steht immer im Vordergrund, d.h. der Patient will eine Heilung seines akuten oder aktuellen Zustands. Außerdem ist zu berücksichtigen, welchen Wert der Patient seinen Symptomen beimißt. Wenn er unter seiner Haut leidet, so besitzt diese Kennung einen anderen Wert, als wenn es schon immer so war und er sich damit gut arrangiert hat. In ersterem Fall ist natürlich therapeutisches Eingreifen geboten.

4.4.1 Beispiel 1

Zungendiagnostik				**Yin ↑**		**Yin ↓**		**Yang ↑**		**Yang ↓**	
		Yin ↑ / ↓	Yang ↑ / ↓								
Yin- und Yang-Summen Zunge:	F =	4↓	1↑		F	4	F	1	F		F
	E =				E		E		E		E
	M =	–			M		M		M		M
	W =	1↓	3↑		W	1	W	3	W		W
	H =		1↑		H		H	1	H		H

- Feuer hat einen Yin-Mangel mit 4 Wertungen und einen Yang-Überschuß mit 1 Wertung: **überaktives Yang**
- Wasser: Yin-Mangel mit 1 Wertung und Yang-Überschuß mit 3 Wertungen: **überaktives Yang**
- Holz: Yang-Überschuß mit 1 Wertung: **Yang-Exzeß**

Pulsdiagnostik				**Yin ↑**		**Yin ↓**		**Yang ↑**		**Yang ↓**	
		Yin ↑ / ↓	Yang ↑ / ↓								
Yin- und Yang-Summen Puls:	F =				F		F		F		F
	E =		2↑	1	E	1	E	2	E		E
	M =				M		M		M		M
	W =				W		W		W		W
	H =	1↓	3↑	2	H	3	H	4	H	1	H

Die Pulsdiagnose ergibt:
- Erde: 2 Wertungen für einen **Yang-Exzeß.**
- Holz einen leichten Yin-Mangel und einen Yang-Überschuß: **überaktives Yang.**

Feuer			Yin ↑	Yin ↓	Yang ↑	Yang ↓
	Yin ↑/↓	Yang ↑/↓				
Summe:	4 ↑	6 ↓	6	2	1	7

Feuer weist einen Yin-Überschuß mit 4 Wertungen auf sowie einen Yang-Mangel mit 6 Wertungen auf: Yin↑ und Yang↓ ergibt als Disharmonie-Muster die **Yin-Stagnation.**

Erde			Yin ↑	Yin ↓	Yang ↑	Yang ↓
	Yin ↑/↓	Yang ↑/↓				
Summe:	1 ↓	5 ↑	1	2	5	0

Erde hat zwar einen Yin-Mangel, da dieser aber nur 1 Wertung aufweist, ist er zunächst ohne größere Bedeutung, es sei denn, Zunge und Puls würden den gleichen Hinweis geben, dann müßte er Berücksichtigung finden. Der Yang-Überschuß jedoch fällt auf: Yang↑ allein ist der **Yang-Exzeß.**

Metall			Yin ↑	Yin ↓	Yang ↑	Yang ↓
	Yin ↑/↓	Yang ↑/↓				
Summe:	2 ↓	1 ↑	0	2	2	1

Im Metall finden wir ein annähernd relatives energetisches Gleichgewicht, da zwei der Yin- und Yang-Mangel-Wertungen aus den Modalitäten stammen: Patient mag nichts Scharfes essen. Damit haben wir einen Yin-Mangel mit 2 Wertungen und einen Yang-Überschuß mit 1 Wertung, das **überaktive Yang.**

Wasser			Yin ↑	Yin ↓	Yang ↑	Yang ↓
	Yin ↑/↓	Yang ↑/↓				
Summe:	5 ↓	6 ↓	0	5	2	8

Im Wasser überwiegt ganz eindeutig der Yin- und Yang-Mangel mit 5 bzw. 6 Wertungen. Yin↓ und Yang↓ ergeben das Disharmonie-Muster **Qi-Mangel.**

Holz			Yin ↑	Yin ↓	Yang ↑	Yang ↓
	Yin ↑/↓	Yang ↑/↓				
Summe:	3 ↓	5 ↑	1	4	6	1

Das Element Holz hat den Yin-Mangel mit 3 Wertungen und den Yang-Überschuß mit 5 Wertungen. Yin↓ und Yang↑ sind zusammen **überaktives Yang.**

Schmerzanamnese			Yin ↑	Yin ↓	Yang ↑	Yang ↓
	Yin ↑/↓	Yang ↑/↓				
Summe Element: *Holz:*	3 ↑	2 ↑	5	2	4	2

Die Schmerzanamnese zum Element Holz, z.B. Gallenblasenbeschwerden, hat **Qi-Exzeß** zum Ergebnis.

Nun kann mit der Übertragung in die Auswertungshilfe (s. nachfolgende Tabelle) begonnen werden. Sie sieht nach den Einzelergebnissen folgendermaßen aus:

Elemente	Yin ↑	Yin ↓	Yang ↑	Yang ↓	Disharmonie-muster
F	4	4 (Z)	1 (Z)	6	Yang-Mangel
Feuer	–	–		**5**	
E		1	2 (P) 5		Yang-Exzeß
Erde	–	–*	**7**	–	
M		2	1		überaktives Yang
Metall	–	**2**	**1**	–	
W		1 (Z) 5	3 (Z)	6	Qi-Mangel
Wasser	–	**6**		**3**	
H	3 (S)	1 (P) 3	3 (P) 5 2 (S) 1 (Z)		überaktives Yang
Holz	–	**1**	**11**	–	

* Da keine weiteren Zeichen aus Zungendiagnostik oder Pulsdiagnostik vorlagen, findet der Yin-Mangel keine Beachtung.

Die Disharmoniemuster werden als Endergebnis der Diagnosestellung schließlich graphisch umgesetzt und in den Auswertungsbogen übertragen (Abb. 4-1).

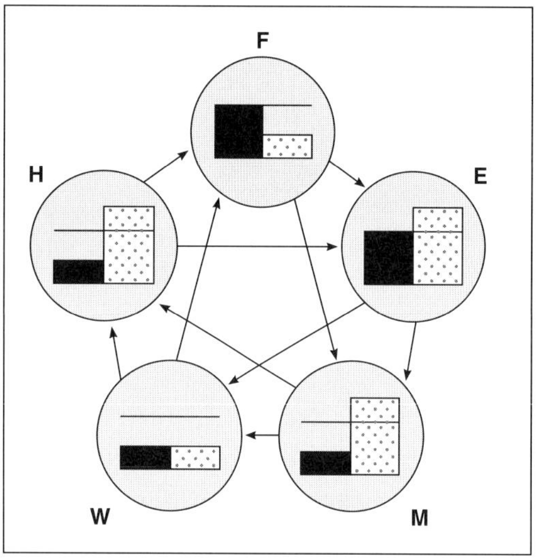

Abb. 4-1 In den Auswertungsbogen umgesetzte Disharmoniemuster als Grundlage zur Erarbeitung einer Therapie.

Auf der Basis dieses Auswertungsbogens kann anschließend, nach den Regeln der Traditionellen Chinesischen Medizin in bezug auf die Punktqualitäten (s. S. 47 ff.), die Therapie festgelegt werden. Diese muß bei allen Mangel- und Überfluß-Zuständen berücksichtigen, wie die vorhandene Energie so verschoben werden kann, daß dadurch nicht an einer anderen Stelle oder in einem anderen Element, ein Ungleichgewicht entsteht. Einen Mangel kann nur ausgeglichen werden, wenn an einer passenden anderen Stelle ein Überfluß besteht, und ein Überschuß kann nur sediert (vermindert) werden, wenn in einem passenden anderen Element ein Mangel vorliegt.

4.4.2 Beispiel 2

Zungen- und Pulsdiagnose haben beim Patienten keine Auffälligkeiten ergeben.
Die Elementanamnese zeigt folgende Werte:

Feuer			Yin ↑	Yin ↓	Yang ↑	Yang ↓
	Yin ↑/↓	Yang ↑/↓				
Summe:	6 ↑	4 ↑	7	1	5	1

Im Feuer überwiegen der Yin-Überschuß (6×) und der Yang-Überschuß (4×): Yin↑ und Yang↑ ergeben den **Qi-Exzeß.**

Erde			Yin ↑	Yin ↓	Yang ↑	Yang ↓
	Yin ↑/↓	Yang ↑/↓				
Summe:	4 ↓	8 ↓	0	4	3	8

Erde weist im Gegensatz zum Feuer den Yin-Mangel (4×) und den Yang-Mangel (5×) auf: Yin↓ und Yang↓ = **Qi-Mangel.**
Wahrscheinlich besteht eine Beziehung zwischen dem Ungleichgewicht von Feuer und von Erde, man kann die Blockierung des Energieflusses vermuten.

Metall			Yin ↑	Yin ↓	Yang ↑	Yang ↓
	Yin ↑/↓	Yang ↑/↓				
Summe:	1 ↓	6 ↓	1	2	1	7

Im Metall ist das Yin einigermaßen im Gleichgewicht, aber es liegt ein Yang-Mangel vor. Yang↓ = **Yang-Mangel.**

Wasser			Yin ↑	Yin ↓	Yang ↑	Yang ↓
	Yin ↑/↓	Yang ↑/↓				
Summe:	6 ↑	–	6	0	1	1

Das energetische Bild von Wasser ist als positiv zu werten, denn ein Yin-Überschuß im Wasser hat grundsätzlich kaum oder nur selten eine pathologische Bedeutung. Yin↑ = **Yin-Exzeß.**

Holz			Yin ↑	Yin ↓	Yang ↑	Yang ↓
	Yin ↑/↓	Yang ↑/↓				
Summe:	–	4 ↑	2	2	4	0

Im Holz liegt ein Yang-Überschuß mit 4 Wertungen vor. Yang = **Yang-Exzeß.**

Da der Patient keine Schmerzsymptome äußert, ist die Anamnese abgeschlossen. Es kann mit der weiteren Auswertung, als nächstem Schritt mit der Auswertungshilfe, begonnen werden. So erhalten wir den Überblick über die Disharmoniemuster, die uns unser Patient zum gegenwärtigen Zeitpunkt „anbietet".

Elemente	Yin ↑	Yin ↓	Yang ↑	Yang ↓	Disharmoniemuster
F Feuer	6		4		Qi-Exzeß
E Erde		4		8	Qi-Mangel
M Metall		1		6	Qi-Mangel
W Wasser	6				Yin-Exzeß
H Holz			4		Yang-Exzeß

Die Disharmoniemuster werden nun wieder graphisch in den Auswertungsbogen übertragen, wodurch sich das in Abbildung 4-2 ersichtliche Bild ergibt (zur Festlegung einer Therapie s. S. 47 ff.).

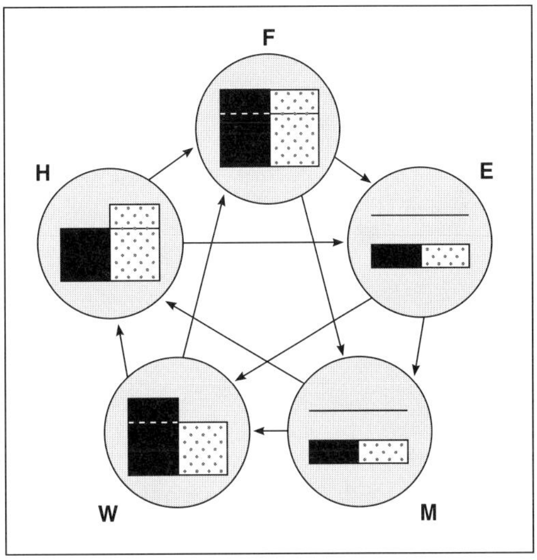

Abb. 4-2 In den Auswertungsbogen umgesetzte Disharmoniemuster als Grundlage zur Erarbeitung einer Therapie.

5

DIE PUNKTQUALITÄTEN

Ab hier sollten Sie den **Elementestern** (beigefügte Farbtafel) zum Vergleich neben sich liegen haben. Die Punktnennungen orientieren sich an ihm und sind im Vergleich herauszufinden. Damit lernen Sie den Umgang mit dem Elementestern, der Grundlage für das Finden der Therapiepunkte ist.

In diesem Kapitel sollen die Eigenschaften der verschiedenen Akupunkturpunkte – also ihr therapeutischer Nutzen – beschrieben werden: Ob sie Yin oder Yang steigern (= Tonisierung, bei einem Mangel notwendig), oder senken (= Sedierung, bei einem Überschuß notwendig) und mit welchen Elementen bzw. Organen sie den Meridian, auf dem sie liegen, in Verbindung bringen. Außerdem sollen die energetischen Eigenschaften, nicht aber die lokalen, spezifischen oder schmerztherapeutischen Wirkungen benannt werden, das heißt z. B.: Herz 7 (He 7, chinesisch „Shen Men“) ist Sedierungspunkt, Yuan-Punkt, Anti-Depressionspunkt und auch bei Schmerzen im Handgelenksbereich indiziert, Lunge 9 (Lu 9, „Tai Yuan“) ist Tonisierungspunkt, Yuan-Punkt, antidepressiv, Schmerzpunkt für Hinterhaupt, Nacken und Hals, und ebenfalls für Schmerzen im Handgelenksbereich, Magen 36 (Ma 36, „Zu San Li“) ist Stunden- oder Elementepunkt, hilft gegen Schmerzen im Kniegelenk und Oberbauch, hat vegetativ und seelisch ausgleichende Wirkung.

Auf diese Weise sind vielen Akupunkturpunkten verschiedene systemische, lokale und psychische Indikationen und Wirkungsweisen zugeschrieben, ich werde mich hier aber wie gesagt nur der energetischen Bedeutung zuwenden. Weitere Bedeutungen sind in anderen Kapiteln enthalten, oder sie sind einem Topographie-Buch zu entnehmen. Hier empfehle ich z. B. den „Akupunkturatlas“ von Wertsch, Schrecke und Küstner.

Es ist Aufgabe des Therapeuten, anhand der Punktqualitäten eine individuell passende Therapie zusammenzustellen. Die Therapie wird dem energetischen Disharmoniemuster entsprechend gewählt, um den gesamten Organismus zu reharmonisieren. Das Symptom, von dem der Patient berichtet, wird außer in der Schmerztherapie weder vorrangig noch direkt behandelt, sondern immer der ganze Mensch.

Als **Richtlinie für die Punktauswahl** sollten wir uns folgenden Merksatz vor Augen halten.

> Je weniger Punkte, desto größer der Meister.

Das soll heißen, daß es in den meisten Fällen mehrere Möglichkeiten der Punktwahl gibt, wobei immer diejenige gewählt werden sollte, die mit der niedrigsten Anzahl von Nadeln auskommt.

Unter einem gewissen Gesichtspunkt können wir uns Yin und Yang als Energien vorstellen, die sich – vielleicht elektrischem Strom oder Wasser vergleichbar – nach bestimmten Gesetzmäßigkeiten zwischen den fünf Elementen in Bewegung befinden. Dabei folgen sie zunächst einmal dem Mutter-Sohn-Zyklus, dem „Ernährungszyklus", in dem die Energie von der Mutter an den Sohn weitergegeben wird (Tab. 5-1). Dadurch wird die Energie im Mutterelement weniger, d.h. sediert, und im Sohnelement mehr, d.h. tonisiert. Der Mutter-Sohn-Zyklus entspricht der Reihenfolge der Elemente im Elemente-Zyklus des Elementesterns.

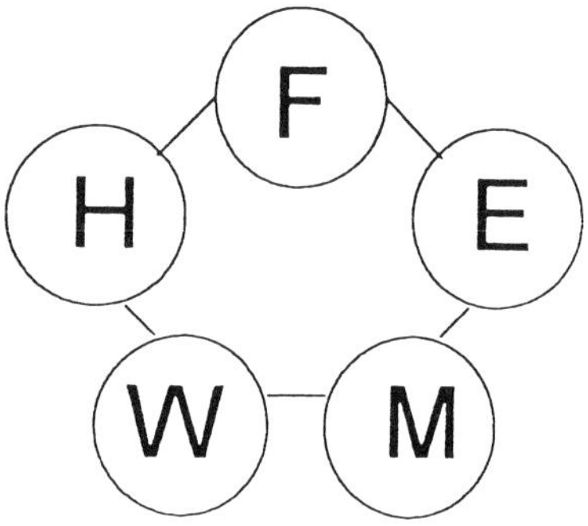

Die Yin- und Yang-Energie fließt, durch verschiedene Tonisierungs- und Sedierungspunkte beeinflußbar, von der Mutter zum Sohn. Bei der Tonisierung bzw. Sedierung machen wir uns die Tatsache zunutze, daß jedes Organ in den fünf Elementen jeweils einen Feuer-, Erd-, Metall-, Wasser- und Holzpunkt besitzt, der den Meridian/das Organ mit dem genannten Element in Verbindung setzt. Diese Punkte sind an den kleinen Sternen in den jeweiligen Elemente-Kreisen zu finden, und ihre Positionierung entspricht der der Kreise im großen Elementestern.

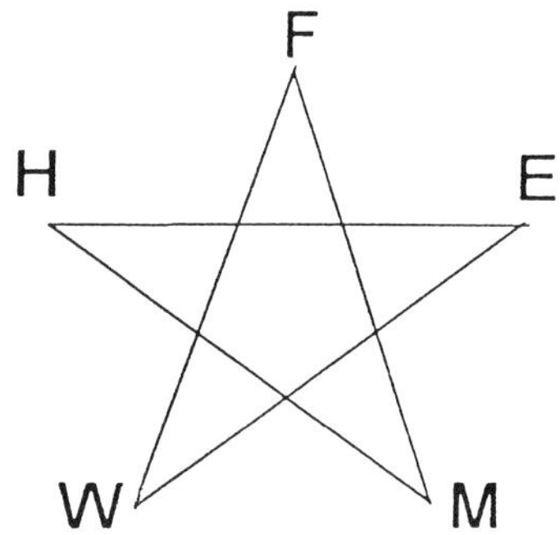

In der Grafik des Elementesterns ist:

- Feuerpunkt immer Mitte oben: **F;**
- Erdpunkt immer rechts oben: **E;**
- Metallpunkt immer rechts unten: **M;**
- Wasserpunkt immer links unten: **W;**
- Holzpunkt immer links oben: **H.**

Die Punktcharakteristik gilt für alle zwölf Organe bzw. Hauptmeridiane in den fünf Elementen. Die Lokalisierung der Akupunkturpunkte erfolgt nach einem Akupunkturatlas.

Tabelle 5-1 Mutter-Sohn-Zyklus/Ernährungszyklus (= grüne Pfeile im Elementestern).

1	Feuer ist die Mutter von Erde	Feuer ernährt Erde
2	Erde ist die Mutter von Metall	Erde ernährt Metall
3	Metall ist die Mutter von Wasser	Metall ernährt Wasser
4	Wasser ist die Mutter von Holz	Wasser ernährt Holz
5	Holz ist die Mutter von Feuer	Holz ernährt Feuer
1	Feuer ist der Sohn von Holz	Feuer lebt von Holz
2	Erde ist der Sohn von Feuer	Erde lebt von Feuer
3	Metall ist der Sohn von Erde	Metall lebt von Erde
4	Wasser ist der Sohn von Metall	Wasser lebt von Metall
5	Holz ist der Sohn von Wasser	Holz lebt von Wasser

Wir unterscheiden **verschiedene Punktqualitäten,** auf die ich im folgenden näher eingehe. Ihre Qualitäten beziehen sich, wie gesagt, auf den Einfluß, den sie auf Yin oder Yang haben. Die Punktqualitäten sind:

- Tonisierungspunkte,
- Sedierungspunkte,
- Ko-Zyklus Enkelpunkte,
- Ko-Zyklus Großmutterpunkte,
- Elemente-/Stundenpunkte,
- Shu-Punkte, Zustimmungspunkte,
- Mu-Punkte, Alarmpunkte,
- Xi-Punkte, Kardinal- oder Akutpunkte,
- Yuan-Punkte, Quellpunkte,
- Luo-Punkte, Durchgangs- oder Passagepunkte.

5.1 Tonisierungspunkte

Der Tonisierungspunkt eines Meridians/Organs ist der Punkt, der auf das **Mutterelement** verweist (s.o.). So ist z.B. Feuer die Mutter von Erde. Der Tonisierungspunkt ist also der Feuerpunkt im Element Erde. Wir müssen beachten, welches das Mutterelement des Elements ist, in dem eine Tonisierung vorgenommen werden soll. Der Punkt tonisiert die organeigene Energie (Yin oder Yang), indem er sie vom Mutterelement bezieht.

Achtung: Die Energie der Mutter wird dadurch vermindert!

Die Tonisierungspunkte in den Elementen sind (die Punktnummern sind wie alle übrigen im folgenden genannten im Elementestern im jeweiligen Element an der jeweiligen Elemente-Position bzw. in den Tabellen darunter zu finden):

- Feuerelement: Holzpunkte He 9, Dü 3 und Pe 9, 3E 3;
- Erdelement: Feuerpunkte MP 2, Ma 41;
- Metallelement: Erdpunkte Lu 9, Di 11;
- Wasserelement: Metallpunkte Ni 7, Bl 67;
- Holzelement: Wasserpunkte Le 8, Gb 43.

Das heißt z.B., daß der Tonisierungspunkt Ma 41 auf dem Yang-Meridian Magen die Yang-Energie im Erdelement tonisiert und dadurch die Yang-Energie im Feuerelement sediert.

5.2 Sedierungspunkte

Der Sedierungspunkt eines Meridians ist der Punkt, der auf das **Sohnelement** verweist (s. S. 48). So ist z.B. Holz der Sohn von Wasser. Der Sedierungpunkt ist also der Holzpunkt im Element Wasser. Es muß demnach darauf geachtet werden, welches das Sohnelement des Elements ist, in dem eine Sedierung vorgenommen werden soll. Der Punkt sediert oder beruhigt die organeigene Energie (Yin oder Yang), indem er sie an das Sohnelement weitergibt.

Achtung: Die Energie des Sohnes wird dadurch vermehrt!

Zur Sedierung muß bei der Nadelung immer eine Sedierungstechnik (s. S.59ff.) eingesetzt werden.
Die Sedierungspunkte in den Elementen sind:

- Feuerelement: Erdpunkte He 7, Dü 8 und Pe 7, 3E 10;
- Erdelement: Metallpunkte MP 5, Ma 45;
- Metallelement: Wasserpunkte Lu 5, Di 2;
- Wasserelement: Holzpunkte Ni 1, Bl 65;
- Holzelement: Feuerpunkte Le 2, Gb 38.

Das heißt z.B., daß der Sedierungspunkt Lu 5 auf dem Yin-Meridian Lunge die Yin-Energie im Metallelement sediert und damit die Yin-Energie im Wasserelement tonisiert.

5.3 Ko-Zyklus „Enkelpunkte" (= rote Pfeile im Elementestern)

Der Punkt eines Meridians, der auf das „Enkelelement", das übernächste Element verweist, besitzt für das Organ selbst ebenfalls Sedierungsqualität (Sedierungstechnik einsetzen!). Er gibt die Energie aber an das Organ weiter, das im Enkelelement in der kontrollierenden/ergänzenden Energie steht. Das bedeutet z.B., daß die Yin-Energie aus dem Yin-Meridian des Feuerelements an den Yang-Meridian im Metallelement weitergegeben wird, die Yang-Energie aus dem Yang-Meridian im Erdelement wird an den Yin-Meridian im Wasserelement weitergegeben usw. Diese Wandlungsphase der Energien entspricht den Gesetzmäßgkeiten des sogenannten Ko-Zyklus oder kontrollierenden Zyklus, weil die Energie eines Elements (Yin oder Yang) an die kontrollierende/ergänzende Energie des übernächsten Elements (Yang oder Yin) weitergegeben wird.

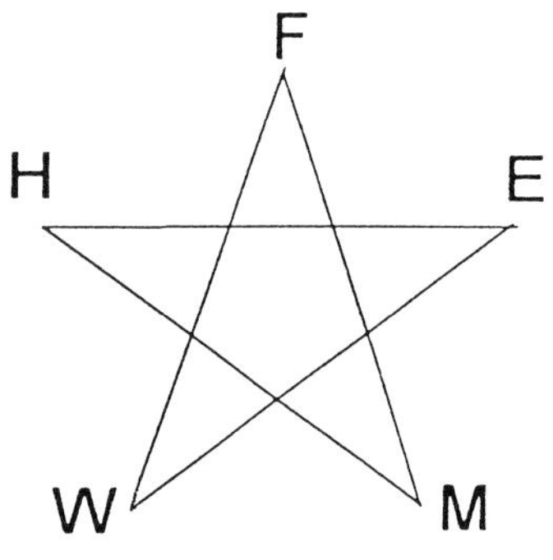

- Feuer-Yin geht an Metall-Yang: Feuer kontrolliert Metall.
- Erde-Yin geht an Wasser-Yang: Erde kontrolliert Wasser.
- Metall-Yin geht an Holz-Yang: Metall kontrolliert Holz.
- Wasser-Yin geht an Feuer-Yang: Wasser kontrolliert Feuer.
- Holz-Yin geht an Erde-Yang: Holz kontrolliert Erde.
- Feuer-Yang geht an Metall-Yin: Feuer kontrolliert Metall.
- Erde-Yang geht an Wasser-Yin: Erde kontrolliert Wasser.
- Metall-Yang geht an Holz-Yin: Metall kontrolliert Holz.
- Wasser-Yang geht an Feuer-Yin: Wasser kontrolliert Feuer.
- Holz-Yang geht an Erde-Yin: Holz kontrolliert Erde.

Oder allgemeiner ausgedrückt: Steche ich in einem Element den Enkelpunkt, so bewirke ich in dem Element selbst eine Sedierung der Energie des Meridians, den ich nadele, und eine Tonisierung der Energie im komplementären Organ des Enkels.

- Yin-„Großmutter": Yin-Sedierung, Yang-„Enkel": Yin-Tonisierung.
- Yang-„Großmutter": Yang-Sedierung, Yin-„Enkel": Yang-Tonisierung.

Das bedeutet, daß z.B. He 4 (Metallpunkt im Feuer) Herz-Yin bzw. Feuer-Yin sediert und Dickdarm-Yin bzw. Metall-Yin tonisiert, oder Ma 44 (Wasserpunkt in Erde) Magen-Yang bzw. Erde-Yang sediert und Nieren-Yang bzw. Wasser-Yang tonisiert.

5.4 Ko-Zyklus „Großmutter"

Der Punkt eines Meridians, der auf das Großmutterelement, das vorletzte Element verweist, das Element, das zwei „Generationen" vor dem behandelten liegt, besitzt für das Organ selbst Tonisierungsfunktion. Er tonisiert allerdings die jeweils kontrollierende Energie: In einem Yin-Organ die Yang-Energie, in einem Yang-Organ die Yin-Energie. Diese Energie bezieht er aus dem Großmutterelement, die dadurch sediert wird.

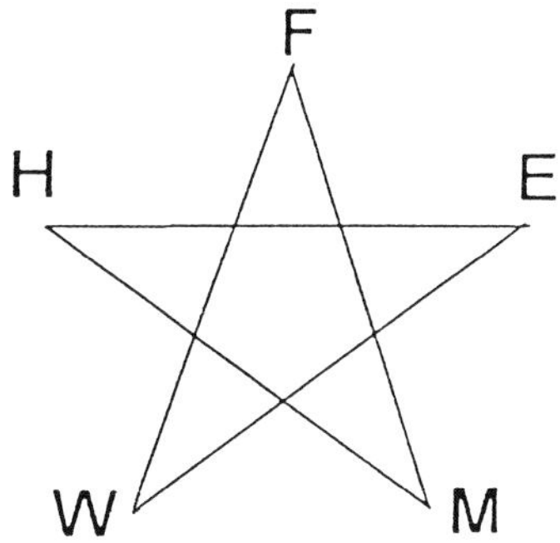

- Feuer-Yin holt Yang aus Wasser-Yang: Feuer wird kontrolliert durch Wasser.
- Erde-Yin holt Yang aus Holz-Yang: Erde wird kontrolliert durch Holz.
- Metall-Yin holt Yang aus Feuer-Yang: Metall wird kontrolliert durch Feuer.
- Wasser-Yin holt Yang aus Erde-Yang: Wasser wird kontrolliert durch Erde.
- Holz-Yin holt Yang aus Metall-Yang: Holz wird kontrolliert durch Metall.
- Feuer-Yang holt Yin aus Wasser-Yin: Feuer wird kontrolliert durch Wasser.
- Erde-Yang holt Yin aus Holz-Yin: Erde wird kontrolliert durch Holz.
- Metall-Yang holt Yin aus Feuer-Yin: Metall wird kontrolliert durch Feuer.
- Wasser-Yang holt Yin aus Erde-Yin: Wasser wird kontrolliert durch Erde.
- Holz-Yang holt Yin aus Metall-Yin: Holz wird kontrolliert durch Metall.

Wieder gilt allgemein: Wird in einem Element der Großmutterpunkt gestochen, so bewirkt dies in dem Element selbst eine Tonisierung der Energie des Meridians, der genadelt wird, und eine Sedierung der Energie im komplementären Organ der Großmutter.

- Yin-„Großmutter“: Yin-Sedierung, Yang-„Enkel“: Yin-Tonisierung.
- Yang-„Großmutter“: Yang-Sedierung, Yin-„Enkel“: Yang-Tonsierung.

Das heißt z.B., daß He 3 (Wasserpunkt in Feuer) Herz-Yang bzw. Feuer-Yang tonisiert und Blasen-Yang bzw. Wasser-Yang sediert oder Ma 43 (Holzpunkt in Erde) Magen-Yin bzw. Erde-Yin tonisiert und Leber-Yin bzw. Holz-Yin sediert.

5.5 Elemente-/Stundenpunkte

Der Elementepunkt oder Stundenpunkt ist der Punkt eines Meridians bzw. Organs, der auf das **eigene Element** verweist. Er hat tonisierende oder sedierende Funktion, je nach den energetischen Verhältnissen des

Die Organuhr

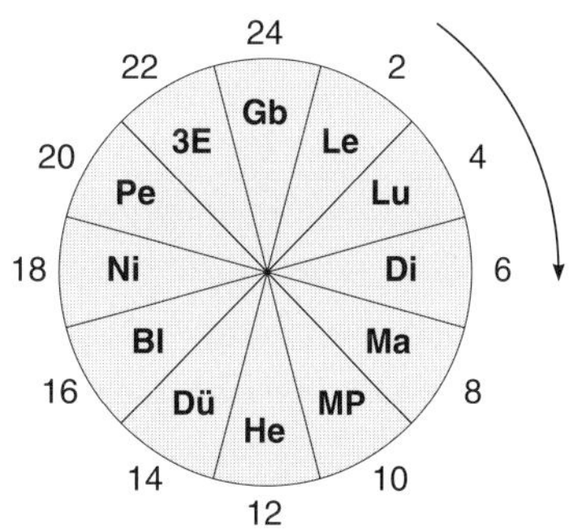

Le = Leber-Meridian	1 – 3 Uhr
Lu = Lungen-Meridian	3 – 5 Uhr
Di = Dickdarm-Meridian	5 – 7 Uhr
Ma = Magen-Meridian	7 – 9 Uhr
MP = Milz-Meridian (Milz/Pankreas-Meridian)	9 – 11 Uhr
He = Herz-Meridian	11 –13 Uhr
Dü = Dünndarm-Meridian	13 – 15 Uhr
Bl = Blasen-Meridian	15 – 17 Uhr
Ni = Nieren-Meridian	17 – 19 Uhr
Pe = Perikard-Meridian (Kreislauf-Sexus-Meridian)	19 – 21 Uhr
3E = 3Erwärmer-Meridian	21 – 23 Uhr
Gb = Gallenblasen-Meridian	23 – 1 Uhr

Abb. 5-1 Organuhr.

betreffenden Organs oder der Verwendung einer Tonisierungs- oder Sedierungstechnik. Wird er einfach nur genadelt, so bewirkt er also eine Harmonisierung der meridianeigenen Energie. Dabei korrespondiert er mit dem Organ, das ihm in der Organuhr gegenüberliegt. Die Organuhr bezeichnet die Zeiten der maximalen energetischen Aktivität der einzelnen Organe (Abb. 5-1).

Es ergeben sich über die Stundenpunkte folgende **Korrespondenzen:**

- Herz – Gallenblase
- Dünndarm – Leber
- Blase – Lunge
- Niere – Dickdarm
- Perikard – Magen
- Dreifacher Erwärmer – Milz-Pankreas

Das heißt:
- He-8-Tonisierung bewirkt eine Tonisierung von Herz-Yin und eine Sedierung von Gallenblasen-Yin.
- Dü-5-Tonisierung bewirkt eine Tonisierung von Dünndarm-Yang und eine Sedierung von Leber-Yang.
- Lu-8-Sedierung bewirkt eine Sedierung von Lungen-Yin und eine Tonisierung von Blasen-Yin.
- Di-1-Sedierung bewirkt eine Sedierung von Dickdarm-Yang und eine Tonisierung von Nieren-Yang usw.

5.6 Shu-Punkte

Jedes Organ/jeder Meridian besitzt einen Shu-Punkt oder Zustimmungspunkt. Nach chinesischer Vorstellung sind dies die auf dem Rücken des Menschen befindlichen Shu-Punkte, die den Menschen mit der Yang-Energie in Verbindung setzen, die uns im Universum umgibt. Diese Energie ist natürlich etwas größer als das, was wir gewohnt sind, daher sind diese Punkte auch nur mit Vorsicht einzusetzen.

Als allgemeine Regel gilt: Nicht mehr als drei Punkte (= sechs Nadeln), nicht öfter als zweimal pro Woche.

Die Shu-Punkte aller Organe liegen also auf dem Rückenabschnitt des Blasenmeridianes, auf dem medialen Strang, 1,5 cun oder zwei Querfinger breit lateral der Dornfortsätze der Wirbelsäule, zwischen jeweils zwei Querfortsätzen. Der Shu-Punkt **tonisiert** grundsätzlich die **Yang-Energie** des betreffenden Organs. Eine Wirkungsverstärkung der Yang-Tonisierung kann erreicht werden durch Anwendung von Moxa-Zigarren o.a. Moxibustion am entsprechenden Punkt. Es besteht allerdings auch die seltener genutzte Möglichkeit der Yang-Sedierung, indem dieser Punkt bzw. die Region um den Punkt herum blutig geschröpft wird.
Die Shu-Punkte sind im einzelnen in Tabelle 5-2 aufgeführt.
Diese tabellarisch aufgeführten Punkte sind in der ersten Tabelle im Elementestern in der zweiten Zeile genannt.

5.7 Mu-Punkte

Jedes Organ besitzt einen Mu-Punkt oder Alarmpunkt.
Auch hier vertritt die chinesische Medizin die Ansicht, daß diese Punkte den Menschen mit der umgebenden Energie in Verbindung setzen. Diesmal ist es die **Yin-Energie** und dementsprechend liegen die Punkte alle auf der Yin-Seite, der Rumpf-Vorderseite des Körpers. Die Energie, die uns umgibt, ist unter Umständen etwas zu stark für den Patienten.

Tabelle 5-2 Shu-Punkte (s. a. Elementestern).

Meridian	Shu-Punkt	Lage in Höhe Proc. spinosus
Lunge	Bl 13	Th 3
Dickdarm	Bl 25	L 4
Magen	Bl 21	Th 12
Milz-Pankreas	Bl 20	Th 11
Herz	Bl 15	Th 5
Dünndarm	Bl 27	S 1
Blase	Bl 28	S 2
Niere	Bl 23	L 2
Perikard bzw. Kreislauf/Sexus	Bl 14	Th 4
Dreifacher Erwärmer	Bl 22	L 1
Gallenblase	Bl 19	Th 10
Leber	Bl 18	Th 9

Auch für diese Punkte gilt also, daß sie nicht leichtsinnig eingesetzt werden sollten, sondern der Regel folgend: Nicht mehr als drei Punkte (= sechs Nadeln), nicht öfter als zweimal pro Woche.

Die Mu-Punkte aller Organe liegen auf der Rumpfvorderseite, in der Nähe des zugehörigen Organs, dabei aber nicht notwendigerweise auf dem eigenen Meridian, da nicht alle Meridiane über den Brust- und Bauchbereich verlaufen, sondern möglicherweise auf einem fremden Meridian oder auf dem Ren mai (Konzeptionsgefäß; s. S. 61).

Der Mu-Punkt tonisiert grundsätzlich die Yin-Energie des betreffenden Organs. Eine Yin-Sedierung über die Mu-Punkte sollte unterbleiben.

Die Mu-Punkte sind im einzelnen in Tabelle 5-3 aufgeführt. Im Elementestern sind sie in der ersten Tabelle in der dritten Zeile genannt.

Tabelle 5-3 Mu-Punkte (s. a. Elementestern).

Meridian	Mu-Punkt
Lunge	Lu 1
Dickdarm	Ma 25
Magen	Ren 12
Milz-Pankreas	Le 13
Herz	Ren 14
Dünndarm	Ren 4
Blase	Ren 3
Niere	Gb 25
Perikard bzw. Kreislauf/Sexus	Ren 17
Dreifacher Erwärmer	Ren 5
Gallenblase	Gb 24
Leber	Le 14

5.8 Xi-Punkte

Jeder Meridian besitzt einen Xi-Punkt oder Akut-/Kardinalpunkt.

Der Xi-Punkt liegt jeweils auf dem Meridian selbst, anders als zum Teil die Mu- und Shu-Punkte. Dieser hat die Qualität eines Notfallpunktes bei einem akuten Yang-Überschuß, d.h. bei einer akuten Entzündung

des betreffenden Organs oder bei akuten Erkrankungen und Schmerzen in einer Körperregion, die im Verlauf des Meridians liegt. Damit hat der Xi-Punkt eine Yang-sedierende Funktion für sein Organ, d.h., es muß immer eine Sedierungstechnik eingesetzt werden.
Die Xi-Punkte sind im einzelnen in Tabelle 5-4 aufgeführt. Im Elementestern sind sie in der ersten Tabelle in der vierten Zeile genannt.

Tabelle 5-4 Xi-Punkte (s.a. Elementestern).

Meridian	Mu-Punkt
Lunge	Lu 6
Dickdarm	Di 7
Magen	Ma 34
Milz-Pankreas	MP 8
Herz	He 6
Dünndarm	Dü 6
Blase	Bl 63
Niere	Ni 5
Perikard bzw. Kreislauf/Sexus	Pe 4
Dreifacher Erwärmer	3E 7
Gallenblase	Gb 36
Leber	Le 6

An dieser Stelle könnte die Frage entstehen, warum es keinen entsprechenden Punkt zur generellen Yin-Sedierung gibt. Ich möchte darauf wie folgt kurz eingehen: Nach der Theorie von Yin und Yang ist eine Yin-Sedierung mit der Nadel nicht zu empfehlen, da Yin die ernährende Energie darstellt. Und das, was ernährt, sollte man nicht mit der Nadel sedieren, sondern besser einfach weglassen, d.h. z.B. weniger schlafen, weniger essen, ruhiger atmen (Qi-Gong, Atem-Therapie), weniger trinken (was als Therapie-Empfehlung äußerst selten ist) oder weniger sprechen. Daher beruhen entsprechende Therapiemaßnahmen eher auf einer Empfehlung zur Änderung der Lebensweise in bezug auf die eben genannten Faktoren.

5.9 Yuan-Punkte

Jeder Meridian besitzt einen Yuan-Punkt oder **Quell-Punkt,** er ist in der Übersichtsgraphik der fünf Elemente mit „Y“ gekennzeichnet. Es ist der Punkt der maximalen Energiekonzentration. Dieser Punkt sediert die organeigene Energie (Yin oder Yang) und gibt sie an die vier übrigen Elemente weiter (Sedierungstechnik anwenden!). Wenn allerdings der Luo-Punkt des korrespondierenden Organs (z.B. Niere-Blase) gleichzeitig gestochen wird, dann fließt die Energie nur zu diesem korrespondierenden Organ. Dabei verändert die Energie ihren Charakter: aus Yin wird Yang, aus Yang wird Yin. Wird der Yuan-Punkt ohne Sedierungs- oder Tonisierungstechnik gestochen, dann gleicht er die Energieverhältnisse aus und bringt sie ins Gleichgewicht.
Die Yuan-Punkte sind im einzelnen in Tabelle 5-5 aufgeführt. Eine nähere Erklärung erfolgt im folgenden Abschnitt.

Tabelle 5-5 Yuan-Punkte (s.a. Elementestern).

Meridian	Yuan-Punkt
Lunge	Lu 9
Dickdarm	Di 4
Magen	Ma 42
Milz-Pankreas	MP 3
Herz	He 7
Dünndarm	Dü 4
Blase	Bl 64
Niere	Ni 3
Perikard bzw. Kreislauf/Sexus	Pe 7
Dreifacher Erwärmer	3E 4
Gallenblase	Gb 40
Leber	Le 3

5.10 Luo-Punkte

Jeder Meridian besitzt einen Luo-Punkt oder **Passage-/Durchgangspunkt.** Er ist in der Graphik der fünf Elemente mit „L" gekennzeichnet. Dieser Punkt tonisiert die organeigene Energie, indem er sie von den vier übrigen Elementen bezieht. Wenn allerdings der Yuan-Punkt des korrespondierenden Organs (z.B. Herz–Dünndarm) gleichzeitig gestochen wird, dann kommt die Energie nur von diesem Organ. Auch hierbei ändert die Energie ihren Charakter und paßt sich dem Organ, dessen Luo-Punkt gestochen wurde, an. Die Luo-Punkte sind im einzelnen in Tabelle 5-6 sowie im Elementestern aufgeführt.

Tabelle 5-6 Luo-Punkte (s. a. Elementestern).

Meridian	Xi-Punkt
Lunge	Lu 7
Dickdarm	Di 6
Magen	Ma 40
Milz-Pankreas	MP 4
Herz	He 5
Dünndarm	Dü 7
Blase	Bl 58
Niere	Ni 4
Perikard bzw. Kreislauf/Sexus	Pe 6
Dreifacher Erwärmer	3E 5
Gallenblase	Gb 37
Leber	Le 5

5.10.1 Yuan-Luo-Verbindung

Die Yuan-Luo-Verbindung ist folgendermaßen zu verstehen: die Energien, die die Meridiane durchfließen, sind im gesunden Körper in ständiger Bewegung. Einige der Gesetzmäßigkeiten dieser Bewegung haben wir schon kennengelernt. So bewegt sich die Energie im Mutter-Sohn-Zyklus von einem Element zum anderen. Entsprechend der Organuhr bewegen sich die Energien zu bestimmten Zeiten auch von einem Organ zum anderen und definieren so die Zeiten der maximalen Aktivität des Organs. Gleichzeitig ist aber auch eine ständige Bewegung von Energie innerhalb eines Elements gegeben, von einem Organ des Organpaares zum anderen. Diese Bewegung ist kontinuierlich und nicht an feste Zeiten gebunden, allerdings an feste Punkte.

Jedes Organ besitzt einen Eingangspunkt und einen Ausgangspunkt (Tab. 5-7). **Eingangspunkt** ist immer der erste Punkt eines Meridians, außer beim Dickdarm-Meridian, dort ist es der Punkt Di 4, **Ausgangspunkt** ist fast immer der letzte Punkt des Meridians.

Tabelle 5-7 Eingangs- und Ausgangspunkte der Meridiane.

Meridian	Eingangspunkt	Ausgangspunkt
Lunge	Lu 1	Lu 7
Dickdarm	Di 4	Di 20
Magen	Ma 1	Ma 42
Milz-Pankreas	MP 1	MP 21
Herz	He 1	He 9
Dünndarm	Dü 1	Dü 19
Blase	Bl 1	Bl 67
Niere	Ni 1	Ni 22
Perikard bzw. Kreislauf/Sexus	Pe 1	Pe 8
Dreifacher Erwärmer	3E 1	3E 21
Gallenblase	Gb 1	Gb 41
Leber	Le 1	Le 14

Wenn die Energie nun innerhalb eines Elements von einem Organ zum anderen fließt,

dann ändert sie ganz automatisch ihren Energiecharakter (s. S. 9). Die Yuan-Luo-Verbindung ist nun gewissermaßen als „Abkürzung“ dieser Bewegung von Energie zu verstehen.
Abbildung 5-2 zeigt, welche Bewegungen der Energie das **alleinige Stechen des Yuan-Punktes** bewirkt. Vom Yuan-Punkt aus wird die meridianeigene Energie, also jeweils Yin oder Yang, an die vier übrigen Elemente verteilt.
In Abbildung 5-3 wird deutlich, welche Bewegungen der Energie das **alleinige Stechen des Luo-Punktes** bewirkt. Vom Luo-Punkt aus wird meridianeigene Energie, also jeweils Yin oder Yang, von den vier übrigen Elementen abgezogen.
Das Stechen der **Yuan-Luo-Verbindung** bewirkt die in Abbildung 5-4 dargestellte Bewegung der Energie. Werden sowohl der Yuan- als auch der Luo-Punkt gleichzeitig gestochen, so fließt die Energie vom Yin- bzw. Yang-Meridian zum gekoppelten Yang- bzw. Yin-Meridian. Dabei wird aus Yin Yang, und aus Yang wird Yin. Diese Veränderung der Qualität entspricht dem Energieverlauf innerhalb eines Elements.

Die Yuan-Luo-Verbindung ist also vor allem indiziert bei Yin-Stagnation und überaktivem Yang, wenn es gilt, extreme Unterschiede zwischen Yin und Yang auszugleichen.

- **Yin-Stagnation:**
  - Yuan-Punkt des Yin-Organs: Yin-Sedierung;
  - Luo-Punkt des Yang-Organs: Yang-Tonisierung.

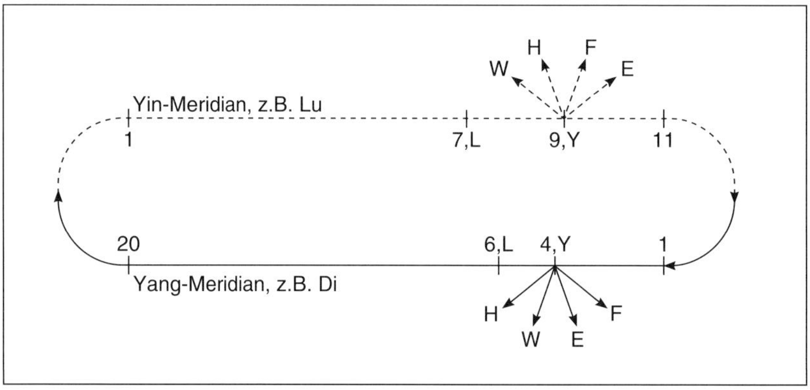

Abb. 5-2 Bewegungen der Energie, die durch das alleinige Stechen des Yuan-Punktes verursacht werden.

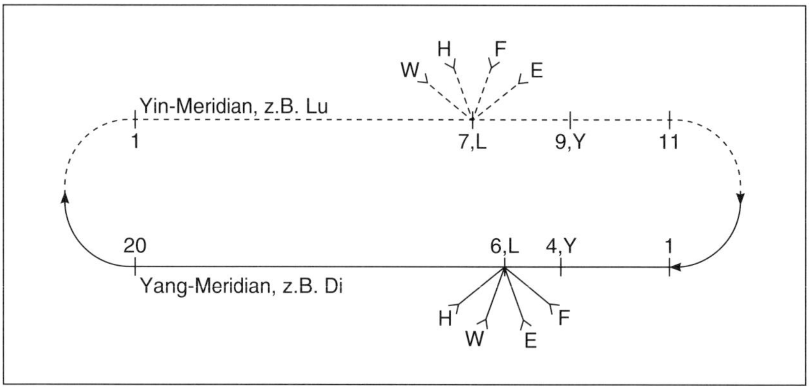

Abb. 5-3 Bewegungen der Energie, die durch das alleinige Stechen des Luo-Punktes verursacht werden.

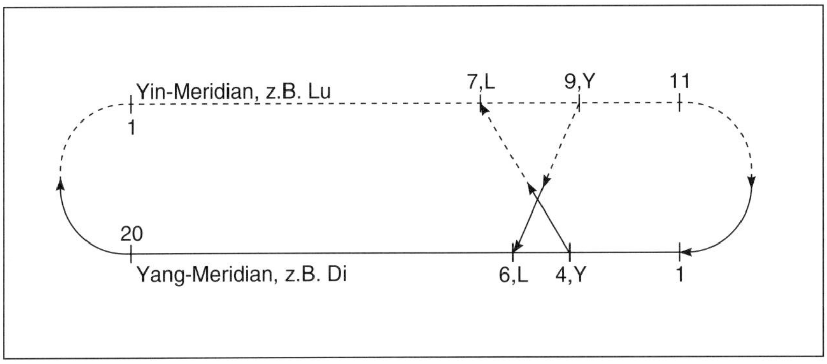

Abb. 5-4 Durch das Stechen der Yuan-Luo-Verbindung bewirkte Bewegung der Energie.

- **Überaktives Yang:**
  - Yuan-Punkt des Yang-Organs: Yang-Sedierung;
  - Luo-Punkt des Yin-Organs: Yin-Tonisierung.

Auch hierbei gilt aber natürlich, daß die energetischen Verhältnisse in den anderen Elementen zu berücksichtigen sind, so daß nicht durch unbedachtes Stechen ein Energie-Ungleichgewicht in einem anderen Element entsteht, das sozusagen mitbehandelt wird.

Eine **weitere Tonisierungsmöglichkeit** besteht in der Regel: „Wenn der Sohn einen Mangel hat, tonisiere die Mutter." Entsprechend der Mutter-Sohn-Regel wird die vermehrte Energie von der Mutter an den Sohn weitergegeben. Dies erlangt Bedeutung, wenn sowohl Mutter als auch Sohn einen Mangel aufweisen.

Eine weitere Yin-Beeinflussungsmöglichkeit beruht auf einer **Veränderung der Lebensführung:**

- Schlafen beeinflußt das Feuer-Yin.
- Essen beeinflußt das Erde-Yin.
- Atmen beeinflußt das Metall-Yin.
- Trinken beeinflußt das Wasser-Yin.
- Kommunikation beeinflußt das Holz-Yin.

Das heißt, vermehrt Schlafen erhöht das Yin im Feuer, weniger Schlafen senkt es, ohne daß dadurch das Mutter- oder Sohn-Element beeinflußt würden. Mehr Trinken erhöht Wasser-Yin und weniger senkt es, was allerdings nicht zu empfehlen ist. Ähnliche Regeln gelten für die anderen Faktoren der Yin-Beeinflussung.

Eine **weitere Sedierungsmöglichkeit** besagt folgende Regel: „Wenn die Mutter einen Überschuß hat, sediere den Sohn." Hierbei wird das Übermaß an Energie bei der Mutter gewissermaßen vom Sohn abgezogen.

Eine weitere und besonders interessante Regel ergibt sich aus der Betrachtung der Organuhr, vor allem in bezug auf einige spezielle Erkrankungen. Danach bewegt sich die Energie in den sogenannten „Drei Umläufen", die ich bereits eingangs beschrieben habe. In Abbildung 5-5 habe ich sie neu angeordnet, sie entsprechen aber der Reihenfolge in der Organuhr.

Entsprechend dieser Betrachtung liegen jeweils zwei Yin- und zwei Yang-Organe gleicher Qualität nebeneinander:

- Lunge und Milz-Pankreas: großes Yin.
- Dickdarm und Magen: strahlendes Yang.
- Herz und Niere: kleines Yin.
- Dünndarm und Blase: großes Yang.
- Perikard und Leber: extremes Yin.
- Dreifacher Erwärmer und Gallenblase: kleines Yang.

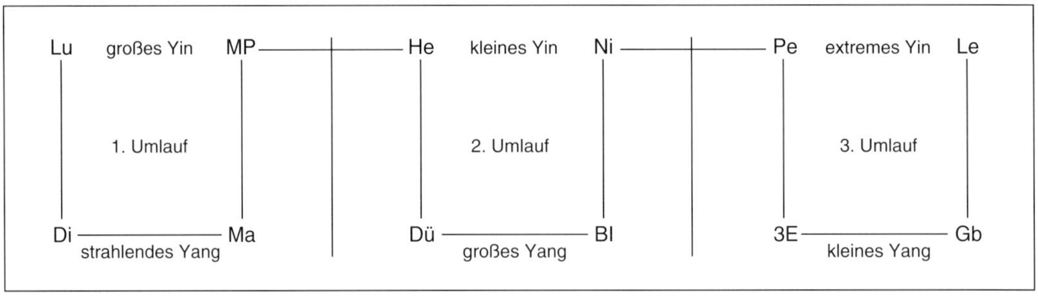

Abb. 5-5 Die „Drei Umläufe" der Energie.

Diese Organe gleicher Qualität nun können sich gegenseitig beeinflussen im Sinne der sogenannten **Ein-Punkt-Therapie.** Die Beeinflussungsmöglichkeit ist allerdings nur bei Exzeß-Symptomen gegeben, also bei Symptomen, die mit Schmerzen verbunden und akut sind, und es ist notwendig, hierbei eine Sedierungstechnik der definierten Punkte einzusetzen. Das bedeutet z.B.:

- Lungenschmerzen: Sediere Milz-Pankreas und umgekehrt.
- Dickdarmschmerzen: Sediere Magen und umgekehrt.
- Nierenschmerzen: Sediere Herz und umgekehrt.
- Blasenschmerzen: Sediere Dünndarm und umgekehrt.
- Leberschmerzen: Sediere Perikard und umgekehrt.
- Gallenblasenschmerzen: Sediere Dreifacher Erwärmer und umgekehrt.

In diesem Falle erklären sich die Symptome einzig aus den Meridianverläufen. Ausschlaggebend sind die Körperregionen, durch die der Meridian verläuft. In diesem Sinne gibt es eine Reihe von Punkten, die ganz bestimmten Symptomen zugeordnet sind und die in Tabelle 5-8 aufgelistet sind. Diese Punkte gehören der sehr alten und etwas geheimnisvollen Ein-Punkt-Therapie an. Es mag davon noch mehrere geben, aber sie sind zum Teil auch als eine Überlieferung von Familiengeschichte verschollen.

Tabelle 5-8 Punkte zur Behandlung bestimmter Symptome nach der Ein-Punkt-Therapie.

Symptom	betroffener Meridian	Punkte
Zahn- oder Gesichtsschmerzen	Di (Oberkiefer)	Ma 43
Zahn- oder Gesichtsschmerzen	Ma (Unterkiefer)	Di 4
Migräne im Schläfenbereich	Gb	3E 6
Schulterschmerzen vorne	Di	Ma 38
Schulterschmerzen mitte	3E (auch im Ohrbereich)	Gb 34
Schulterschmerzen hinten	Dü (auch im Schulterblatt)	Bl 58
Rückenschmerzen	Bl	Dü 7
Beinschmerzen vorne	Ma	Di 10
Beinschmerzen seitlich	Gb	3E 5
Beinschmerzen innen	MP	Lu 6
Schmerzen im Fußgelenk	Ni	Pe 7

6

TONISIERUNGS- UND SEDIERUNGSTECHNIKEN

In der Akupunktur können grundsätzlich zwei Therapiemaßnahmen mit der Nadel durchgeführt werden: tonisieren und sedieren von Yin oder Yang zum Ausgleich energetischer Ungleichgewichte. Um die Tonisierung grundsätzlich zu verstärken bzw. die Sedierung überhaupt durchzuführen, bedarf es der Anwendung einer speziellen Nadelungstechnik. Von beiden Techniken gibt es mehrere Varianten. Es reicht aus, sich innerhalb einer Therapiesitzung oder auch für alle Therapiemaßnahmen für eine oder maximal zwei zu entscheiden, die man persönlich bevorzugt.

Tabelle 6-1 Übersicht über die Tonisierungs- und Sedierungstechniken.

	Tonisierung	Sedierung
Technik	nur stechen	sedieren
Stimulationsstärke	schwache Nadelstimulation	starke Nadelstimulation
Verweildauer der Nadeln	20–60 min	1–5 min
Picktechnik	langsam heben, rasch senken	rasch heben, langsam senken
Rotationsstechnik	langsam rotieren, kleiner Kreis	schnell rotieren, großer Kreis
Rotationsrichtung	im Uhrzeigersinn	gegen den Uhrzeigersinn
Stichrichtung	mit dem Meridianverlauf	gegen den Meridianverlauf
Nadelwahl	dünne Nadeln	dicke Nadeln
Punktwahl*	lokale Punkte	Fernpunkte
weitere Techniken	Moxa, schröpfen	bluten lassen, blutig schröpfen

* Hierbei sind natürlich auch die Regeln der Schmerztherapie zu beachten.

7

DIE ACHT EXTRAMERIDIANE

Neben den zwölf Hauptmeridianen, die den fünf Elementen zugeordnet sind, gibt es auch noch acht Extrameridiane mit teilweise übergeordneter, teilweise aber auch ganz spezieller Bedeutung. Dies sind:

- Ren Mai: Konzeptionsgefäß.
- Du Mai: Lenkergefäß.
- Yinqiao: Yin-Gefäß der Beweglichkeit.
- Yangqiao: Yang-Gefäß der Beweglichkeit.
- Chong Mai: Gefäß des kräftigen Aufsteigens.
- Yinwei: Yin-Gefäß der Verbindung, Schützer des Yin.
- Yangwei: Yang-Gefäß der Verbindung, Schützer des Yang.
- Dai Mai: Gürtelgefäß, großes Verbindungsgefäß.

Ren Mai und Du Mai besitzen eigene Akupunkturpunkte, die anderen Extrameridiane beziehen ihre Punkte von anderen Meridianen und verlaufen über mehrere Meridiane hinweg. Einige Erläuterungen zu diesen Extrameridianen, ihrer Bedeutung und zu den wichtigsten Punkten.

7.1 Ren Mai

Der Ren Mai ist der Meridian, in dem die **Fruchtbarkeitsenergie** fließt. Er wird behandelt, wenn mindestens drei von fünf Elementen einen Yin-Mangel oder einen Yin-Exzeß aufweisen. Er beginnt vor dem Anus, verläuft in der Mitte der Körpervorderseite und endet auf der Innenseite der Unterlippe vor dem Frenulum.

Bei **Yin-Mangel** erfolgt eine Yin-Tonisierung mit:

- Ren 3: Für den unteren Erwärmer: Ni, Bl.
- Ren 12: Für den mittleren Erwärmer: Dü, Ma, MP, Di, Le, Gb.
- Ren 17: Für den oberen Erwärmer: He, Lu.
- Lu 7: Vereinigungspunkt, Rotation Richtung Daumen.

Bei **Yin-Exzeß** erfolgt eine Yin-Sedierung mit:

- Lu 7: Vereinigungspunkt, Rotation Richtung Ellbogen, Moxa.

7.2 Du Mai

Der Du Mai wird behandelt, wenn mindestens drei Elemente einen Yang-Mangel oder einen Yang-Exzeß aufweisen. Er beginnt hinter dem Anus, verläuft auf dem Rücken über die Dornfortsätze und endet auf der Innenseite der Oberlippe vor dem Frenulum.

Du 4 Das Lebenstor, fördert die Fruchtbarkeit.

Du 6 Entspannt bei erhöhtem Muskeltonus, wirksam bei Epilepsie.

Du 11 Verbessert die Konzentration.

Du 14 Stimuliert die Immunabwehr. Mit Moxa kann er Fieber verursachen.

Du 20 Die Konferenz der 100 Punkte, harmonisiert, gibt Abstand.
Du 24 Klärt den Geist. 1–2 cm subkutan stechen und Nadel drehen.
Du 26 Der Wiederbelebungspunkt, gehört zu den Notfallpunkten.

Bei **Yang-Mangel** erfolgt die Yang-Tonisierung mit:
- Du 4, Du 11, Du 14.
- Dü 3 (Dünndarm!), Vereinigungspunkt, mit Moxa.
- – Schlangen-Moxa: um die Dornfortsätze herum anwenden.

Bei **Yang-Exzeß** erfolgt die Yang-Sedierung mit:
- Dü 3, Vereinigungspunkt, mit Sedierungstechnik.

7.3 Yinqiao

Der Yinqiao bewirkt, daß Yin sich beständig in Yang verwandelt. Er wird behandelt, wenn drei oder mehr Organe oder Elemente eine Yin-Stagnation aufweisen.

- Ni 6: ist der allgemeine Yin-Aktivierungspunkt (Yin ist von sich aus passiv).
- Ni 8 und Bl 1: sind weitere wichtige Punkte mit gleicher Wirkung.

7.4 Yangqiao

Der Yangqiao bewirkt, daß Yang sich beständig in Yin verwandelt. Er wird behandelt, wenn drei oder mehr Organe oder Elemente einen Yang-Exzeß oder ein überaktives Yang aufweisen.

- Bl 62: Ist der allgemeine Yang-Sedierungspunkt (Yang ist von sich aus aktiv).
- Gb 20 und Gb 29: sind weitere wichtige Punkte mit gleicher Wirkung.

Yinqiao und Yangqiao können auch bei Krankheiten mit streng einseitigem Bezug und bei Seitenungleichheiten benutzt werden: Apoplexie oder Migräne. Dabei arbeiten wir auf der Seite, auf der die Symptome auftreten.

7.5 Chong Mai

Der Chong Mai hält die essentielle Lebensenergie (Jing) in Bewegung. Er bekommt seine Energie aus dem angeborenen Energiereservoir. Er wird behandelt, wenn in drei oder mehr Elementen oder im Erdelement allein ein Qi-Mangel vorliegt (feiner, fadenförmiger Puls). Die Tonisierung des Chong Mai erfolgt zusätzlich zu anderen, spezifischen Therapien. Seine **wichtigsten Punkte** sind:

- MP 4: ist der Meisterpunkt des Chang Mai.
- Ni 11: zuständig für den Unteren Erwärmer: Niere und Blase.
- Ni 16: zuständig für den Mittleren Erwärmer: Magen, Milz, Leber, Gallenblase sowie Dickdarm und Dünndarm.
- Ni 21: zuständig für den Oberen Erwärmer: Herz und Lunge.

7.6 Yinwei

Der Yinwei wird behandelt bei beständigem Yin-Verlust, auch wenn er nur in einem Element auftritt, z.B. häufiges und exzessives Urinieren mit Trockenheit und Durst, trockene und zugleich tränende Augen, exzessives Lachen, Reden und Schwitzen mit Kontrollverlust usw.

- Pe 6: Vereinigungspunkt, der Punkt des Zusammenflusses.
- Ni 9.
- MP 13, MP 15, MP 16.
- Le 14.
- Ren 22 und Ren 23 sind weitere wichtige Punkte.

7.7 Yangwei

Der Yangwei wird behandelt bei einem ständigen Yang-Verlust, einer Lage, in der der Patient ständig mehr Yang verliert als nötig: emphatische, hyperaktive, ruhelose Patienten, die schnell erschöpft sind, spontan und übermäßig bluten oder übersensibel sind. Wir könnten hier von Pseudo-Yang-Patienten sprechen, die sich in einer „Strohfeuer-Situation“ befinden, vergleichbar dem „Burn-out-Syndrom“.

- 3E 5 ist der Vereinigungspunkt, der Punkt des Zusammenflusses.
- Bl 63, Gb 35, Dü 10.
- 3E 15, Gb 21 sowie
- Gb 13 bis 20 und
- Du 16 und Du 15 bezeichnen den weiteren Verlauf des Yangwei.

7.8 Dai Mai

Der Dai Mai wird bei **gürtelartig** auftretenden Symptomen behandelt: Asthma, Angina pectoris, abdominale Spannungsschmerzen, bandförmige Kopfschmerzen, aber auch Herpes zoster, und der Gürtelrose, wenn sie nur halbseitig auftritt.

- Gb 41: ist der Vereinigungspunkt.
- Gb 26, 27, 28 = weitere Punkte.

7.9 Übergeordnete Meridiane

Perikard und **Dreifacher Erwärmer** sind übergeordnete Meridiane. Der Perikardmeridian hat eine starke Beziehung zu den seelischen Funktionen des Feuerelements, während der Dreifache Erwärmer den körperlichen Funktionen übergeordnet ist und sich in drei Erwärmer aufteilen läßt.

- Unterer Erwärmer: Niere, Blase.
- Mittlerer Erwärmer: Dünndarm, Magen, Milz-Pankreas, Dickdarm, Leber, Gallenblase.
- Oberer Erwärmer: Herz, Lunge.

SCHMERZTHERAPIE

8.1 Psychologie des Schmerzes

Schmerz findet im Kopf statt. Dies ist eine These, die sich physiologisch untermauern läßt. Denken wir z.B. an die Leitungsanästhesie: Hierbei werden sensible Nerven durch Blockierung mit einem Lokalanästhetikum wie Procain oder Lidocain durch die Veränderung des pH-Wertes und die Hypertonisierung des Gewebes „ausgeschaltet", das heißt, die Weiterleitung an das Gehirn findet nicht mehr statt, auch wenn der Schmerzauslöser noch vorhanden ist, wie z.B. bei einem chirurgischen, zahnmedizinischen Eingriff.

Da der Schmerz dort nicht mehr ankommt, empfinden wir ihn auch nicht mehr, wir nehmen ihn nicht wahr, und damit existiert er nicht mehr für uns, ein Phänomen, das uns im übrigen so manche Schwierigkeiten wie übersensible Narben, Berührungsängste u.a. bereiten kann. Darüber hinaus ist das Gehirn selbst vollkommen schmerzunempfindlich, das heißt, wir können Schmerz nur empfinden, wenn entsprechende schmerzrelevante Hirnzentren im Lobus parietalis gereizt werden. Somit ist also Schmerz als individuell bekanntes Phänomen physiologisch nach wie vor völlig unbekannt.

Ein anderes Beispiel sind die Streßsituationen, in denen wir Prellungen nicht oder nur gering wahrnehmen und erst am Abend vor dem Spiegel den großen blauen Fleck entdecken. Was ist hier geschehen? Katecholamine, die menschlichen Streßhormone, lassen uns bedeutend schmerzunempfindlicher werden, eine Erfahrung, die jeder Boxer oder Kampfsportler bestätigen wird: weh tut es erst hinterher, nach dem Wettkampf, und auch den Muskelschmerz durch Hypoxie, den Sauerstoffmangel im Gewebe, bemerken gerade durchtrainierte Sportler unter Endorphin-Einfluß erst, wenn es „zu spät" ist.

Auch hier ließe sich einwenden, daß wir ja nicht unter Dauerstreß stehen können (was wir ja auch gar nicht sollen oder anstreben), um Schmerzen einfach nicht mehr wahrzunehmen, obwohl wir auch diese Erfahrung im täglichen Leben machen können: Konzentration auf ein spannendes Ereignis zum Beispiel läßt uns Zahnschmerzen mindestens kurzzeitig vergessen. Kurzzeitig! Nützt uns also auch nicht sehr viel.

Was ist mit den Yogis, die sich Nadeln und Messer durch Körperteile treiben, offensichtlich ohne irgendwelche Schmerzen zu empfinden, die sogar nicht einmal Verletzungen davontragen? Wo findet diese Veränderung statt? Der Geist beherrscht ganz offensichtlich den Körper.

Nun, ich spreche hier zugegebenermaßen von Extrembeispielen, die aber eines belegen: Schmerz findet zunächst einmal im Kopf statt, und der Mensch, der sich auf Schmerz einstellt, wird ihn auch viel klarer empfinden als derjenige, der sich auf Schmerzlosigkeit einstellt. EPIKTET sagt: „Nicht die Dinge selbst beunruhigen uns, sondern die Meinungen, die wir über die

Dinge haben." Diese Meinungen oder Einstellungen aber, auch die zum Schmerz, können wir beeinflussen. Hier liegt eine Ansatzmöglichkeit.
Irgendwann stellt der Mensch fest, daß ein großer Teil seiner Welterfahrung auf seinen Erwartungen beruht. Nun sind wir aber grundsätzlich dazu in der Lage, unsere Erwartungen zu beeinflussen, warum also nicht auch hier? Das ist sicherlich der schwierigste Teil der Schmerztherapie: die Beeinflussung durch den Geist, und ich denke, diese Möglichkeit ist nur wenigen Menschen gegeben. Nicht umsonst besteht ein Teil der gegenwärtigen Schmerztherapie aus Entspannung, autogenem Training, Heilhypnose, Atemtherapie und anderen psychotherapeutisch orientierten Bemühungen, deren Ziel es ist, die Einstellung zu Dauerschmerzen zu verändern. All das sind zeitaufwendige und übungsintensive Verfahren.
Bis jetzt habe ich als schmerzrelevante Faktoren die Reizweiterleitung, das Endokrinum und das Vegetativum genannt. Aber es gibt noch einen weiteren Faktor.
Wie wir wissen, erhöht Schmerzerwartung und die damit verbundene Spannung das Schmerzempfinden: Der Patient, der z.B. vor einer Spritze Angst hat und sich verkrampft, wird diese natürlich viel schlimmer erleben als einer, der überhaupt nicht weiß, was ihn erwartet, der wird vielleicht überrascht sein, daß er keinen Schmerz fühlt.
Ich leugne damit gewiß nicht die Möglichkeit einer Schmerzerfahrung, und den Vernichtungsschmerz einer akuten Pankreatitis oder eines Herzinfarktes möchte ich gewiß auch nicht auf mich nehmen. Aber die Angstspannung erhöht das zu erwartende Erlebnis, die furchtsam zusammengekniffenen Augen machen den Donnerschlag erst zur Strafe Gottes, und nur das Wissen um die Zusammenhänge hat uns von diesem „naturalistischen" Gedanken befreit.

Was also ist natürlich? Es existieren Videoaufzeichnungen einer Schädeltrepanation in der afrikanischen Savanne am unbetäubten Patienten, dessen Schmerzäußerungen gegen Null gehen. Das ist auch „natürlich". Wir können also über unseren Schmerz auch selbst bestimmen, und es gibt, in der chinesischen Medizin, die Möglichkeit, Spannung zu sedieren!
Die Schmerzempfindung ist also nicht nur von der peripher-empfindlichen Struktur abhängig. Dafür spricht, daß

- schwere Schmerzen ohne Gewebsveränderung bestehen können,
- schwere Verletzungen nicht mit Schmerzen verbunden sein müssen,
- Angst und Erwartung Schmerz verstärken können,
- Ablenkung Schmerz lindern kann,
- Plazebos analgetisch wirksam sein können.

Was bedeutet das alles für uns? Es bedeutet, daß es einen noch ganz anderen Zugang zum Phänomen Schmerz geben muß, dessen Gesetze wir bisher nur ansatzweise erkannt haben. Daher müssen wir uns heute mit den erprobten Ansätzen begnügen.

8.2 Therapie

Es gibt in der Akupunktur einige Punkte, die sich hervorragend zur generellen Therapie akuter Schmerzen eignen, wobei die Ursache des Schmerzes (Entzündung, Trauma, funktionelle Veränderungen) unerheblich ist. Grundsätzlich gilt zwar, daß Akupunktur regulieren kann, was gestört ist, nicht aber, was zerstört ist, trotz alledem lohnt es sich bei jeder, ich wiederhole jeder Art von Schmerz, zumindest einen Versuch mit Akupunktur zu unternehmen.

8.2.1 Punkte gegen psychische Anspannung

Allgemeine Sedierungspunkte, in erster Linie gegen psychische Anspannung und die damit erhöhte Schmerzerwartung, sind Du 20 und Extra 6 (4 Punkte), zusammen fünf Punkte, die jeweils 1 cun von Du 20 entfernt sind, dann He 7, Pe 6 (= KS 6) und Bl 62.

8.2.2 Allgemeine Schmerzpunkte

Schmerzrelevante Meisterpunkte/Nofallpunkte bei Schmerzen im Bereich von:

- Kopf und Gesicht: Di 4
- Hinterhaupt, Nacken und Hals: Lu 7
- Thorax und Oberbauch: Pe 6 (= KS 6)
- oberen Abdomen: Ma 36
- Unterbauch und Becken: MP 6
- Rücken: Bl 40/Bl 54

Im folgenden werden nun die schmerzrelevanten Meisterpunkte im einzelnen vorgestellt. Sie sind insofern als Meisterpunkte zu verstehen, als sie in ihrer Indikation jeweils **ganzen Körperregionen** und allen in ihnen vorkommenden Schmerzen zugeordnet sind. Es sind sozusagen übergeordnete Punkte, die unabhängig von der Entstehung eines Schmerzgeschehens eingesetzt werden können und in erster Linie **akut schmerztherapeutische Wirkung** zeigen, ohne jedoch die Ursachen des Schmerzes zu beheben. Es sind ganz eindeutig Notfallpunkte, sie liegen an den Unterarmen und Unterschenkeln.

Di 4

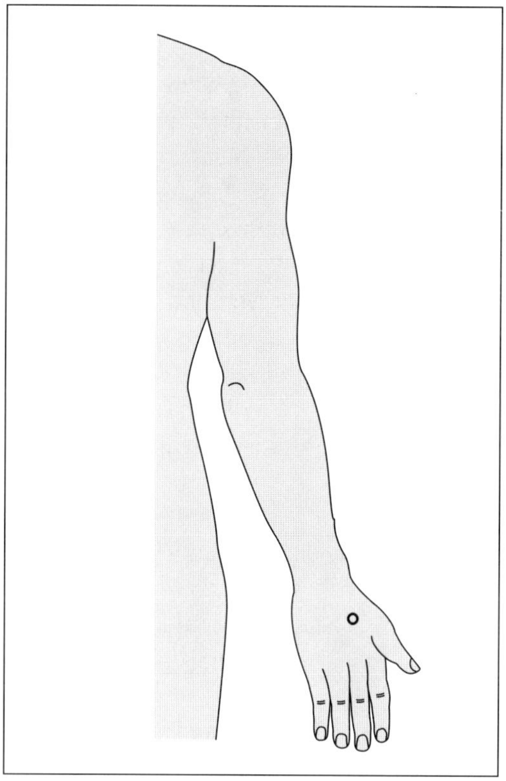

Abb. 8-1 Punkt Di 4.

Lokalisation: Zwischen Metacarpalia I und II, auf halber Strecke zwischen der Tabatière und dem Zeigefinger-Grundgelenk (Abb. 8-1).
Indikationen in der Schmerztherapie: Kopfschmerzen aller Art:

- Trigeminusneuralgie,
- Migräne,
- Kopfschmerz als Begleiterscheinung von Herpes und anderer Infektionen,
- Zahnschmerzen,
- traumatisch bedingte Schmerzen, auch aus dem HWS-Bereich sowie
- Spannungskopfschmerz.

Zusätzlich bei Kopfschmerzen bitte nicht die wichtigen Punkte Bl 10 und Gb 20 im Nackenbereich vergessen!

Lu 7

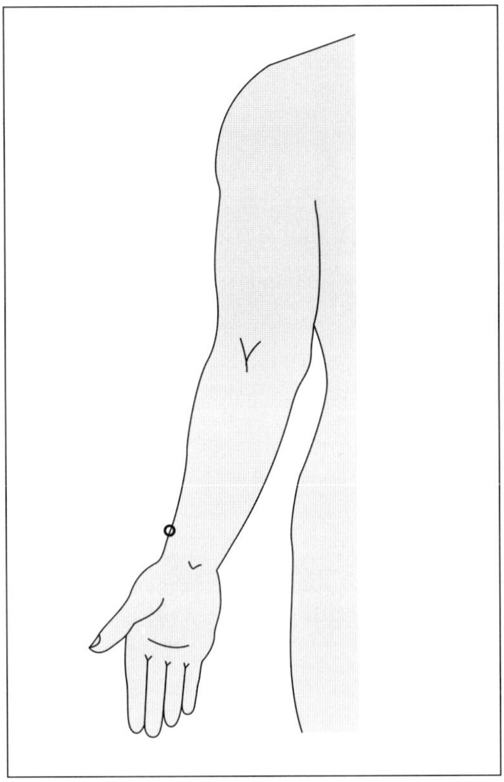

Abb. 8-2 Punkt Lu 7.

Lokalisation: Über dem Processus styloideus des Radius, 1,5 cun proximal über der transversalen Falte des Handgelenks. Bei Verschränkung der beiden Daumen deutet der Zeigefinger auf den Punkt (Abb. 8-2).
Indikationen in der Schmerztherapie:

- Kopfschmerzen im Hinterhaupt,
- Nackensteifigkeit und die daraus resultierenden Spannungskopfschmerzen,
- Hals- und Nackenschmerzen durch Infekt oder Entzündung,
- Traumafolgen wie nach einem Schleudertrauma,
- Cephalaea (der chronische Kopfschmerz), Brachialgie.

Dieser Punkt ist bei Kopfschmerzen als Ergänzung zu Di 4 empfehlenswert, sowie auch die beiden Okzipitalpunkte Bl 10 und Gb 20.

Pe 6 (= KS 6)

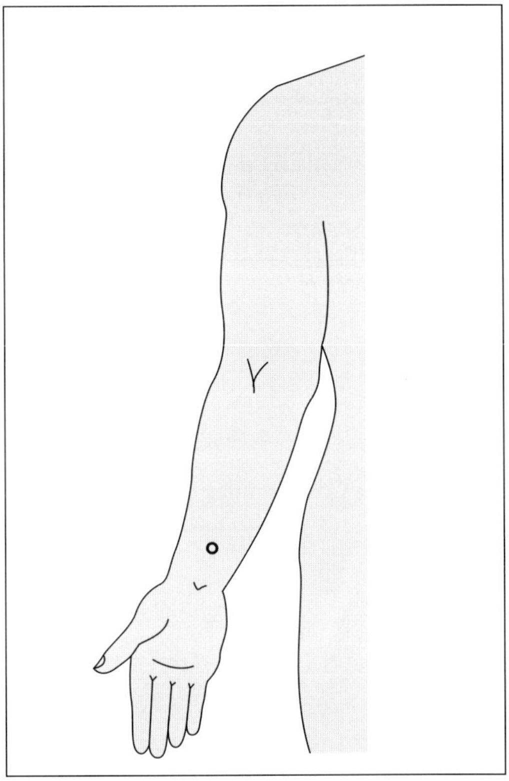

Abb. 8-3 Punkt Pe 6 (= KS 6).

Lokalisation: 2 cun über der transversalen Handgelenksfalte, zwischen den Sehnen des M. palmaris longus und des M. flexor carpi radialis (Abb. 8-3).
Indikationen in der Schmerztherapie:

- alle schmerzhaften Prozesse des Thorax, betreffend Herz und Lungen, auch Angina-pectoris-Schmerzen, funktionelle Herzschmerzen u.ä.
- schmerzhafte Prozesse im Oberbauch, d.h. im Magen, in der Leber und der Gallenblase, dem Pankreas und in den im Oberbauch gelegenen Anteilen des Dünn- und Dickdarms.

Aber: In der TCM werden die Nieren dem Unterbauch, dem „unteren Erwärmer“ zugerechnet!

Ma 36

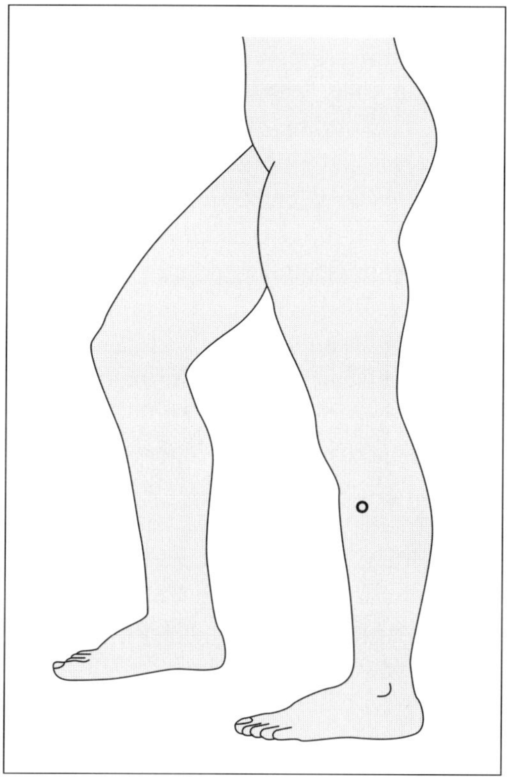

Abb. 8-4 Punkt Ma 36.

Lokalisation: 3 cun unterhalb des Kniegelenkspalts, am Hinterrand der Tibia (Abb. 8-4).
Indikationen in der Schmerztherapie:

- Alle Schmerzen im Oberbauchbereich, d.h. im Magen, in der Leber und der Gallenblase, dem Pankreas und in den im Oberbauch gelegenen Anteilen des Darms. Hierzu zählen auch Schmerzen in Dünndarm und Peritoneum. Die Grenze bei Schmerzen im Unterbauch ist fließend.
- Auch die Behandlung von Nierenschmerzen kann von hier aus versucht werden.

MP 6

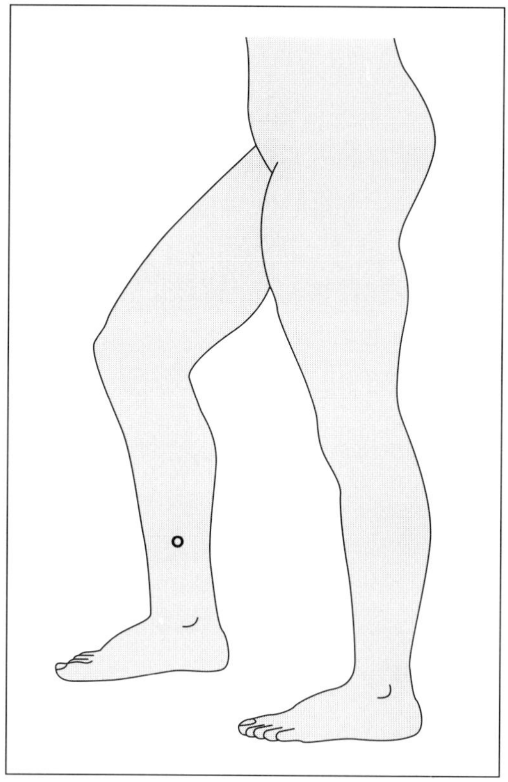

Abb. 8-5 Punkt MP 6.

Lokalisation: 3 cun proximal des Malleolus medialis, am Hinterrand der Tibia (Abb. 8-5).
Indikationen in der Schmerztherapie: Schmerzen im unteren Abdomen und im Beckenbereich, z.B. bei:

- PMS, Entzündungen im gynäkologischen Bereich und im kleinen Becken,
- Dickdarmschmerzen (Colitis ulcerosa usw.),
- Nieren–Harnleiter–Blase–Harnröhre,
- Mastdarmbeschwerden, auch bei so irreversiblen Leiden wie dem Hämorrhoidalschmerz.

Bl 40 (Bl 54 nach BISCHKO)

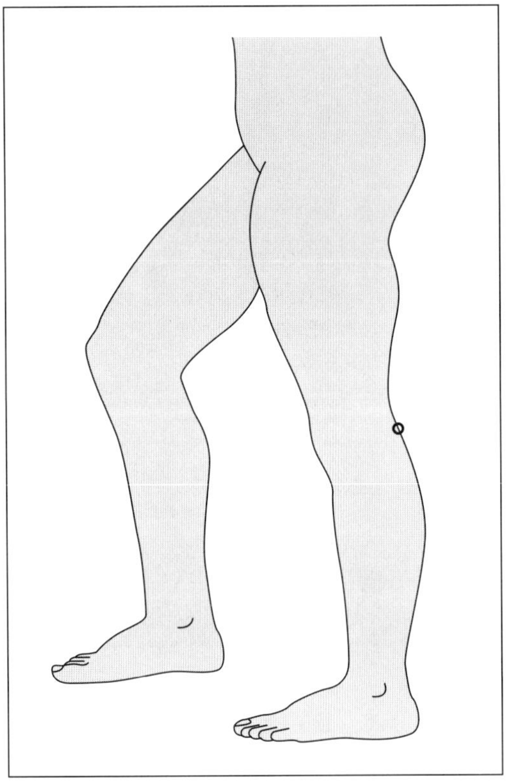

Abb. 8-6 Punkt Bl 40 (Bl 54 nach BISCHKO).

Lokalisation: In der Mitte der Poplitealfalte (Abb. 8-6).
Indikationen in der Schmerztherapie:

- Schmerzen im gesamten WS-Bereich, egal welcher Genese: Unfall, Infektion, Überlastung. Bei Rückenschmerzen sind zusätzlich die Punkte Bl 37 und Bl 60 empfehlenswert.
- Erfahrungsgemäß hat dieser Punkt auf segmentale, d.h. organisch bedingte „Rückenschmerzen" keinen Einfluß. Hierfür müssen die zuvor genannten Punkte mit den regionalen Organbezügen eingesetzt werden.

Anwendung der Meisterpunkte

Die Anwendung dieser sechs Punkte erfolgt **rein symptomatisch,** das heißt unabhängig von der speziellen Genese des Schmerzes und nach Bedarf. Wenn Schmerzen durch eine Nadelung nachlassen oder verschwinden, nach einer gewissen Zeit aber wieder auftreten sollten (womit oftmals zu rechnen ist), so kann ohne Probleme erneut, auch am selben Tag, genadelt werden. Erfahrungsgemäß verlängern sich die schmerzarmen oder -freien Intervalle mit jeder Nadelung von wenigen Minuten auf mehrere Tage. Gleichzeitig aber ist natürlich eine Behandlung der Grundkrankheit erforderlich. Wir leisten in diesem Falle nur eine Symptombehandlung mit dem Vorteil, daß keine unerwünschten Nebenwirkungen durch Medikamente zu erwarten sind.
Die Schmerzfreiheit oder -reduktion kann sofort, nach zehn Minuten, aber auch erst am nächsten Morgen oder nach der zweiten oder dritten Nadelung erfolgen. Natürlich sind auch Mißerfolge möglich. In der deutlichen Mehrzahl der mir bekannten Fälle aber gelingt die Schmerzausschaltung noch während der Nadelung.

Nadelung der Meisterpunkte

Die Nadel sollte eine 0,2-mm-Nadel sein, die Nadelungsdauer richtet sich zum einen nach der Reaktion des Patienten, zum anderen nach der Reaktion des genadelten Gewebes: Manche Nadeln werden über erstaunlich lange Zeit, bisweilen bis zu einer Stunde, vom Gewebe sozusagen festgehalten, und erst danach lassen sie sich leicht entfernen. Andere Fälle erlauben das Belassen der Nadel allenfalls über 30 Sekunden, danach ist der Patient erschöpft. In diesem Falle werden die Nadeln natürlich entfernt. In einem späteren Versuch ergibt sich oft eine erstaunliche Unempfindlichkeit, dafür aber eine deutliche Reaktion der Schmerzpunkte.

8.2.3 Lokale Schmerzpunkte und Fernpunkte

Ah-Shi-Punkte

Zusätzlich zu den bisher genannten allgemeinen Schmerzpunkten oder Meisterpunkten sind bei der Behandlung schmerzhafter funktionaler Erkrankungen die lokalen Punkte, die sogenannten Ah-Shi-Punkte wichtig: Direkt an der Stelle des Schmerzes wird eine Nadel gesetzt, natürlich nur, wenn der Patient einen Schmerzpunkt lokalisieren kann, und wenn es sich nicht um eine offene Verletzung, Entzündung oder Infektion handelt oder wenn die schmerzende Region eine Nadelung per se verbietet (Auge, Mamille, Genitalregion). In solchen Fällen ist es empfehlenswert, nach einsetzbaren Nahpunkten (Akupunkturatlas) zu suchen.

Meridian-Nahpunkte

Nahpunkte liegen auf den das Schmerzgebiet kreuzenden oder berührenden Meridianen und „umzingeln" dieses sozusagen.

Meridian-Fernpunkte

Neben den Meisterpunkten, den Ah-Shi-Punkten und den Nahpunkten gibt es noch eine dritte Kategorie schmerztherapeutisch wirksamer Punkte, und das sind die Meridian-Fernpunkte. Unter diesen finden Sie natürlich die Meisterpunkte ein zweites Mal, diesmal aber in veränderter Indikation und Gültigkeit, sie erweitern sie sozusagen und beweisen ihre Gültigkeit in mehrfacher Hinsicht. Sie haben ihre Bedeutung in der Therapie der Organe, zu denen sie gehören, darüber hinaus aber auch noch in der The-

Tabelle 8-1 Indikationen für die Verwendung von Meridian-Fernpunkten.

Erkrankung	Meridian-Fernpunkt
Herzerkrankungen (Angina, Karditis, dekompensierte Insuffizienz)	He 7
alle Dünndarmerkrankungen (Koliken, M. Crohn)	Dü 5
Brachialgien jeder Genese im Bereich des Meridians	Pe 6
Brachialgien jeder Genese im Bereich des Meridians	3E 5
Speicheldrüsen inkl. Pankreas, Lippen, Lider	MP 6
Schmerzen im Rumpfbereich des Magenmeridians: frontal	Ma 36
Schmerzen im Gesichtsbereich des Magenmeridians: frontal	Ma 43
Lunge (Pleuritis), Asthma, Hauterkrankungen	Lu 7
Erkrankungen des Dickdarms, Koliken	Di 4
Krankheiten der Nieren (Koliken), Ohren und Knochen	Ni 3
Rückenschmerzen in der Lumbosakralregion	Bl 37
Rückenschmerzen in der Thorakalregion	Bl 40
Rückenschmerzen in der Zervikalregion	Bl 60
Schmerzen im Kopfbereich des Blasenmeridians: parietal	Bl 65
Schmerzen in Hüfte und seitlichem Rumpf, Zoster	Gb 34
Schmerzen im seitlichen Hals und Kopf, Migräne, Taubheit	Gb 41
Erkrankungen von Leber, Gallenblase und Augen	Le 3

rapie von Schmerzen im Verlauf der Meridiane, denen sie angehören. Damit gleichen sie in ihrer Indikation den Xi-(= Akut-) Punkten.

Indikationen der Meridian-Fernpunkte
Die Indikationen für die Meridian-Fernpunkte sind in Tabelle 8-1 detailliert aufgelistet.

Wenn sich bei der Schmerzlokalisation Punkte in ihren „Wirkungsbereichen" überkreuzen oder decken, so können ggf. (der Schmerz entscheidet) beide verwendet werden.

8.2.3 Hierarchie der Schmerzpunkte

In der Hierarchie der Schmerzpunkte ergibt sich nach meiner Erfahrung folgende Gliederung, wobei Kombinationen jeglicher Art natürlich möglich sind:

- Die sechs Meisterpunkte des Schmerzes.
- Die Ah-Shi-Punkte.
- Die 16 Meridian-Fernpunkte.
- Die Meridian-Nahpunkte.

MEISTERPUNKTE, SYMPTOMATISCHE PUNKTE UND STANDARDPUNKTE

9.1 Meisterpunkte

Die klassischen Meisterpunkte sind einzusetzen bei allen Arten **energetischer Disharmonien** bezüglich folgender Bereiche:

- Yang-Organe: Ren 12.
- Yin-Organe: Le 13.
- Atmungsorgane: Ren 17.
- Blut- und Lymphgefäße: Lu 9.
- Bluthomöostase:
  - Infektionen, Jucken, Allergien: MP 10, Bl 17,
- Muskeln, Sehnen: Gb 34,
- Knochen, Gelenke, Zähne: Bl 11.
- Mark: Gehirn, Nerven, Knochenmark (Blutbildung!): Gb 39.

9.2 Symptomatische Punkte mit Psychotherapiewirkung

- Allgemeine Sedierungspunkte: Du 20, He 7, Pe 6, Bl 62, Extra 6, 8 und 9.
- Allgemeine Tonisierungspunkte: Ren 6, Ma 36, MP 6.
- Gedächtnisschwäche, Angst: Ren 14, He 5, Pe 6.
- Konzentrationsschwäche: Du 20, Extra 6, Du 11, Ma 36, Bl 15.
- Allgemeine Suchtpunkte: Ma 40, MP 1 Moxa;
  - nach Süßigkeiten: MP 1, Ren 12,
  - nach Fettigem: Le 8,
  - nach Kohlenhydraten: Bl 20 und Bl 21.
- Gewichtsreduktion: MP 6, MP 9, Ren 6, Ren 9, Ma 25, Ma 40, Di 4;
  Ohr: Lunge, Magen, Hunger, Shenmen.
- Das Depressionsdreieck: He 7, Lu 9, Pe 6 und 7, sowie Bl 15.
- Muskuläre Entspannung: Le 5, Du 6.

9.3 Standardpunkte

Die Standardpunkte beruhen auf den langjährigen Erfahrungen vieler auch chinesischer TCM-Therapeuten. Sie haben den Charakter **akut wirksamer** Punkte, die aber nicht die energetischen Gleichgewichte wiederherstellen.

- Diuresesteigerung: Ren 5 und Ren 9.
- Obstipation: Ma 25, Di 4, 3E 5.
- Diarrhö: Ma 25, Ma 36, Ma 37.
- Meteorismus, Flatulenz: Ma 25 und Ma 36.
- Durchblutungssteigerung: Gb 37.
- Menstruationsschmerzen: MP 6 und MP 8.
- Impotenz, Unfruchtbarkeit: Ma 36, Ma 30, MP 6, MP 4, Ni 3, Bl 23, Bl 66.
- Stimulation des Endokrinums: Gb 21.
- Kopfschmerz:
  - Gesicht und Stirn: Ma 43,
  - Augen: Gb 20, Gb 21, Di 4,
  - Schläfe: Gb 41,
  - Scheitel: Bl 60.
- Rückenschmerz:
  - LWS: Bl 37,
  - BWS: Bl 40,
  - HWS: Bl 60.

- Hypertonie: Le 3 und Di 11.
- Hypotonie: Le 3.
- Tachykardie, Angina pectoris: Pe 6.
- Asthma: Extra 17 (0,5 cun lateral Du 14), Pe 6, He 7, Ren 22, Ni 24, Ni 25, Ni 26, Ni 27, Richtung Sternum.
- Notfallpunkte: Du 26, He 9, Ni 1, Pe 6.

10 FALLBEISPIELE

In diesen Fallbeispielen sind nur die Tabellenbereiche dargestellt, in denen der Patient auch Symptome zeigt. Ich habe mich auf die Darstellung der zentralen Symptomatik beschränkt, um das Prinzip des Umgangs mit den Anamnesebögen in der Gesamtheit zu erläutern und zu zeigen, wie sich aus dem gesamten Disharmoniemuster die Therapie erstellen läßt. Aus diesem Grunde fallen aber auch die einzelnen Wertungen ungewöhnlich niedrig aus.

10.1 Fallbeispiel 1

Zungendiagnostik				Yin ↑		Yin ↓		Yang ↑		Yang ↓	
Zungenkörper											
Rot								⊗	E		
Violett				⊗	F					⊗	F
sehr feucht				⊗	F					⊗	F
		Yin ↑ / ↓	Yang ↑ / ↓								
Yin- und Yang-Summen	F =	2 ↑	2 ↓	2	F		F		F	2	F
Zunge:	E =		1 ↑		E		E	1	E		E
	M =				M		M		M		M
	W =				W		W		W		W
	H =				H		H		H		H

Die Inspektion der Zunge weist auf eine **Yin-Stagnation im Feuer** (feuchte, fast violette Zungenspitze) und einen **Yang-Exzeß in der Erde** (gerötete Zungenmitte) hin.

Feuer			Yin ↑	Yin ↓	Yang ↑	Yang ↓
Herz + Schlaf						
U: Hypertonie (s. a. Holz)			⊗		○	oder ⊗
U: Tachykardie, Arrhythmie			⊗	oder ○		⊗
immer müde						⊗
	Yin ↑ / ↓	Yang ↑ / ↓				
Summe:	2 ↑	3 ↓	2			3

Bei der Grunduntersuchung erweist sich, daß der Patient mit RR 175/95 mmHg und einem Ruhepuls von 88/min tachykarder Hypertoniker ist. Trotzdem klagt er darüber, daß er immer müde ist.

Disharmonie: **Yin-Stagnation im Feuer.**

Erde			Yin ↑	Yin ↓	Yang ↑	Yang ↓
Magen-Darm-Trakt, Hunger						
trockene, rote Lippen, rissig				⊗	⊗	
akute Gastritis					⊗	
chronische Diarrhö					⊗	
	Yin ↑ / ↓	Yang ↑ / ↓				
Summe:	1 ↓	3 ↑		1	3	

Der Grund des Kommens war ein akuter Magenschmerz, der sich als entzündlich herausstellt. Beschwerdefrei hat der Patient seit geraumer Zeit Durchfall. Seine Lippen sind rot und rissig.
Disharmonie: **überaktives Yang in Erde.**

Metall			Yin ↑	Yin ↓	Yang ↑	Yang ↓
Haut + Psyche						
U: dünn				⊗		⊗
U: trocken				⊗		⊗
leise Stimme, Wortkargheit				⊗		⊗
	Yin ↑/↓	Yang ↑/↓				
Summe:	3 ↓	3 ↓		3		3

Der Patient hat dünne und trockene Haut, unter der er manchmal leidet. Darüber hinaus ist er wortkarg und spricht fast unverständlich leise.
Disharmonie: **Qi-Mangel im Metall.**

Wasser			Yin ↑	Yin ↓	Yang ↑	Yang ↓
Psyche						
spätes Altern			⊗		⊗	
	Yin ↑/↓	Yang ↑/↓				
Summe:	1 ↑	1 ↑	1		1	

In bezug auf das Element Wasser fällt lediglich auf, daß der Patient für sein Alter ungewöhnlich jung aussieht. Diese Wertung (**Qi-Exzeß im Wasser**) hat, wie bereits gesagt, keine pathologische Bedeutung.

Holz			Yin ↑	Yin ↓	Yang ↑	Yang ↓
Bewegungsapparat + Blutdruck + Psyche						
Muskelverspannungen				⊗	⊗	
Hypertonie, Sympathikotonie				⊗	⊗	
Nervosität und Anspannung						
– zeigt sie aggressiv					⊗	
– zeigt sie, verliert die Kontrolle, zittert				⊗		
	Yin ↑/↓	Yang ↑/↓				
Summe:	3 ↓	3 ↑		3	3	

Es ensteht der Eindruck, daß wir im Element Holz im „Zentrum des Geschehens" sind: der Patient hat reichlich Muskelverspannungen, und aus seinem Umgang mit Anspannungen seelischer Art wird deutlich, daß er ein sympathikotoner Hypertoniker ist: **überaktives Yang im Holz.**
Die Gesamtauswertung sieht also folgendermaßen aus:

Elemente	Yin ↑	Yin ↓	Yang ↑	Yang ↓	Disharmoniemuster
F	2 2			2 3	Yin-Stagnation
Feuer	**4**			**5**	
E		1	1 3		überaktives Yang
Erde		**1**	**4**		
M		3		3	Qi-Mangel
Metall		**3**		**3**	
W	1		1		Qi-Exzeß
Wasser	**1**		**1**		
H		3	3		überaktives Yang
Holz		**3**	**3**		

In den Auswertungbogen graphisch übertragen zeigt sich folgendes Bild:

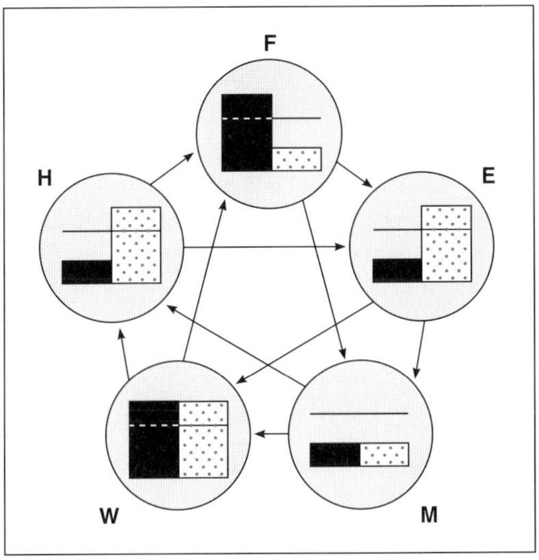

Abb. 10-1 In den Auswertungsbogen übertragene Ergebnisse.

Daraus ergeben sich folgende **Überlegungen für die Therapie:**

- Wir haben einen Yin-Überschuß im Feuer und einen Yin-Mangel in Erde:
  - entweder Yin-Sedierungspunkt He: He 7,
  - oder Yin-Tonisierungspunkt MP: MP 2.

  Ich bevorzuge die Yin-Tonisierung, weil Tonisieren in bezug auf die Nadelungstechnik einfacher ist, also: **He 7.**
- Yang-Überschuß in Erde und Yang-Mangel im Metall lassen sich kombinieren:
  - entweder Yang-Sedierungspunkt Ma: Ma 45,
  - oder Yang-Tonisierungspunkt Di: **Di 11.**
- Der Yin-Mangel im Metall muß von außen her ausgeglichen werden, da nirgends ein adäquater Überschuß ist: Mu-Punkt Lu: **Lu 1.**
- Yin-Überschuß im Wasser und Yin-Mangel im Holz können sich gegenseitig ausgleichen:
  - entweder Yin-Sedierung Ni: Ni 1,
  - oder besser Yin-Tonisierung Le: **Le 8.**
- Yang-Überschuß im Holz und Yang-Mangel im Feuer gleichen sich ebenfalls aus:
  - entweder Yang-Sedierung Gb: Gb 38,
  - oder besser Yang-Tonisierung Dü: **Dü 3.**

Der Therapie-Vorschlag lautet also: He 7, Di 11, Lu 1, Le 8 und Dü 3 tonisieren.

10.2 Fallbeispiel 2

Zungendiagnostik	Yin ↑		Yin ↓		Yang ↑		Yang ↓	
Zungenkörper								
Rot					⊗	E		
sehr feucht	⊗	W					⊗	W
Zahnabdrücke	⊗	E						
Zungenbelag								
Grau auf Blaß	⊗	W					⊗	W

Yin- und Yang-Summen Zunge:		Yin ↑/↓	Yang ↑/↓								
	F =				F		F		F		F
	E =	1 ↑	1 ↑	1	E		E	1	E		E
	M =				M		M		M		M
	W =	2 ↑	2 ↓	2	W		W		W	2	W
	H =				H		H		H		H

An dieser Zunge fällt auf, daß sie im Wurzelbereich (Wasser) sehr feucht ist und dort auch einen grauen Belag aufweist. Dies entspricht dem im Anamnesebogen Wasser eruierten Prostataadenom: **Yin-Stagnation im Wasser.** Die Zahnabdrücke befinden sich zwar im Holz-Bereich, aber die Zunge ist von der Mitte her aufgetrieben und dort rot, was der chronischen Enteritis entspricht: **Qi-Exzeß in Erde.**

Feuer			**Yin ↑**	**Yin ↓**	**Yang ↑**	**Yang ↓**
U: Fieber mit viel Schweiß					⊗	
akute Schlaflosigkeit					⊗	
Darmkoliken					⊗	
	Yin ↑/↓	Yang ↑/↓				
Summe:		3 ↑			3	

Durch schwitziges Fieber, das durch die Darmkoliken und die energetische Situation in Erde zu erklären ist, und die daraus resultierende akute Schlaflosigkeit, weist uns der Patient auf einen **Yang-Exzeß im Feuer** hin.

Erde			**Yin ↑**	**Yin ↓**	**Yang ↑**	**Yang ↓**
chronische Enteritis					⊗	
Adipositas			⊗			⊗
	Yin ↑/↓	Yang ↑/↓				
Summe:	1 ↑		1		1	1

In diesem Fall überwiegt das Erscheinungsbild der chronischen Enteritis durch das Risiko der Erkrankung, so daß wir den Yang-Mangel aus der Adipositas vernachlässigen können: **Qi-Exzeß in Erde.**

Metall			**Yin ↑**	**Yin ↓**	**Yang ↑**	**Yang ↓**
schwache Atmung				⊗		⊗
durch Kummer erschöpft				⊗		⊗
Abneigung gegen scharfe Speisen			⊗		⊗	
	Yin ↑/↓	Yang ↑/↓				
Summe:	1 ↓	1 ↓	1	2	1	2

Die schwache Atmung eines akut erkrankten Menschen läßt ihn durch Kummer erschöpft sein. Demgegenüber tritt die Abneigung gegen Scharfes in den Hintergrund, also: **Qi-Mangel im Metall.**

Wasser			**Yin ↑**	**Yin ↓**	**Yang ↑**	**Yang ↓**
Prostataadenom			⊗			⊗
Oligurie						⊗
	Yin ↑/↓	Yang ↑/↓				
Summe:	1 ↑	2 ↓	1			2

Das Prostataadenom hat ganz klar die Oligurie zur Folge: **Yin-Stagnation im Wasser.** In diesem Fall hat der Yin-Überschuß im Wasser im Gegensatz zum Fallbeispiel 1 natürlich eine pathologische Bedeutung.

Holz			**Yin ↑**	**Yin ↓**	**Yang ↑**	**Yang ↓**
keine Symptome						
	Yin ↑/↓	Yang ↑/↓				
Summe:						

Auch das kommt vor: ein Element befindet sich im **Gleichgewicht.**

Das heißt für die **Gesamtauswertung** (die bedeutungslosen Ergebnisse sind in Klammern gesetzt):

Elemente	Yin ↑	Yin ↓	Yang ↑	Yang ↓	Disharmonie-muster
F			3		Yang-Exzeß
Feuer			**3**		
E	1 1		1 1	1	Qi-Exzeß
Erde	**2**		**2**	**(1)**	
M		1		1	Qi-Mangel
Metall		**1**		**1**	
W	2 1			2 2	Yin-Stagnation
Wasser	**3**			**4**	
H					Gleichgewicht
Holz	–	–	–	–	

Und im Auswertungsbogen:

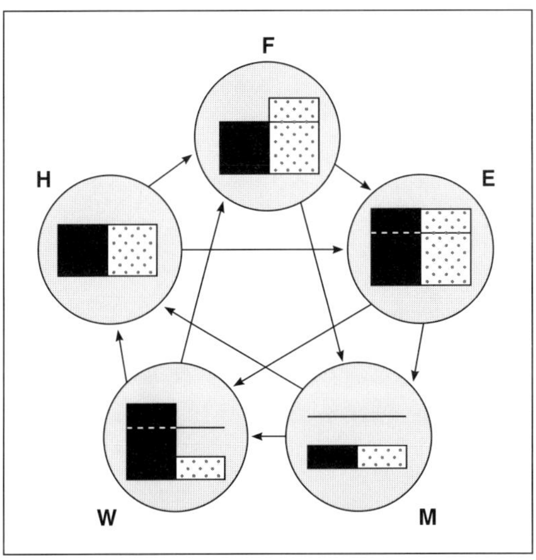

Abb. 10-2 In den Auswertungsbogen übertragene Ergebnisse.

Daher folgende Überlegungen zu einer möglichen **Therapie:**

- Der Yang-Exzeß im Feuer kann nur durch den Xi-Punkt Dü behandelt werden, da sich keine andere Möglichkeit ergibt, die Energie auf ein anderes Element zu verschieben:
  Xi-Punkt Dü: **Dü 6.**
- Der Qi-Exzeß in Erde kann vom Qi-Mangel im Metall aufgenommen werden:
  - entweder Yin-Sedierung MP: MP 5 und Yang-Sedierung Ma: Ma 45
  - oder Yin-Tonisierung Lu: **Lu 9** und Yang-Tonisierung Di: **Di 11.**
- Die Yin-Stagnation im Wasser kann durch die Yuan-Luo-Verbindung ausgeglichen werden:
  - Yuan-Punkt Ni: **Ni 3**
  - Luo-Punkt Bl: **Bl 58.**

Also ergibt sich folgender Therapievorschlag: Dü 6, Lu 9, Di 11 sowie Ni 3 und Bl 58 tonisieren.

10.3 Fallbeispiel 3

Nach meiner Beobachtung ist in letzter Zeit besonders häufig die Situation gegeben, daß ein allgemeiner Qi-Mangel vorliegt. In drei oder mehr Elementen macht der Patient den Eindruck, daß er „ausgepowert" ist. In diesem Falle ist der Meisterpunkt des Chong Mai indiziert, MP 4, der mit hier Moxa behandelt werden sollte.

Therapie: MP 4 mit Moxa.

Literaturverzeichnis

Binder, Walter: Klassische Akupunktur und klinische Leitsymptome. Verlag für Naturmedizin, Deggendorf 1984.

Bischko, Johannes: Einführung in die Akupunktur. Haug, Heidelberg 1970.

Bischko, Johannes: Akupunktur für Fortgeschrittene. Haug, Heidelberg 1973.

Bischof, Marco: Biophotonen, Das Licht in unseren Zellen. Zweitausendeins, Frankfurt 1995.

Hecker, Ulrich: Arbeitsbuch Akupunktur. Hippokrates, Stuttgart 1992.

Hempen, Carl-Hermann: dtv-Atlas zur Akupunktur. dtv, München 1995.

Kampik, Georg: Propädeutik der Akupunktur. Hippokrates, Stuttgart 1988.

Kaptchuk, Ted J.: Das große Buch der Chinesischen Medizin. Barth, München 1988.

Murphy, Michael: Der Quanten-Mensch. Integral, Wessobrunn 1994.

Paulus, Ernst, Ding Yu-he: Handbuch der traditionellen chinesischen Heilpflanzen. Haug, Heidelberg 1987.

Stux, Gabriel: Grundlagen der Akupunktur. Springer, Berlin 1986.

Wertsch, G.J., Schrecke, B.D., Küstner, P.: Akupunkturatlas. WBV Biologisch-Medizinische Verlagsgesellschaft, Schorndorf 1974.

Wühr, Erich (Hrsg.): Quintessenz der Chinesischen Akupunktur und Moxibustion. Verlagsgesellschaft für Traditionelle Chinesische Medizin, Kötzting 1988.

Sachregister

T

U

Z

Notizen

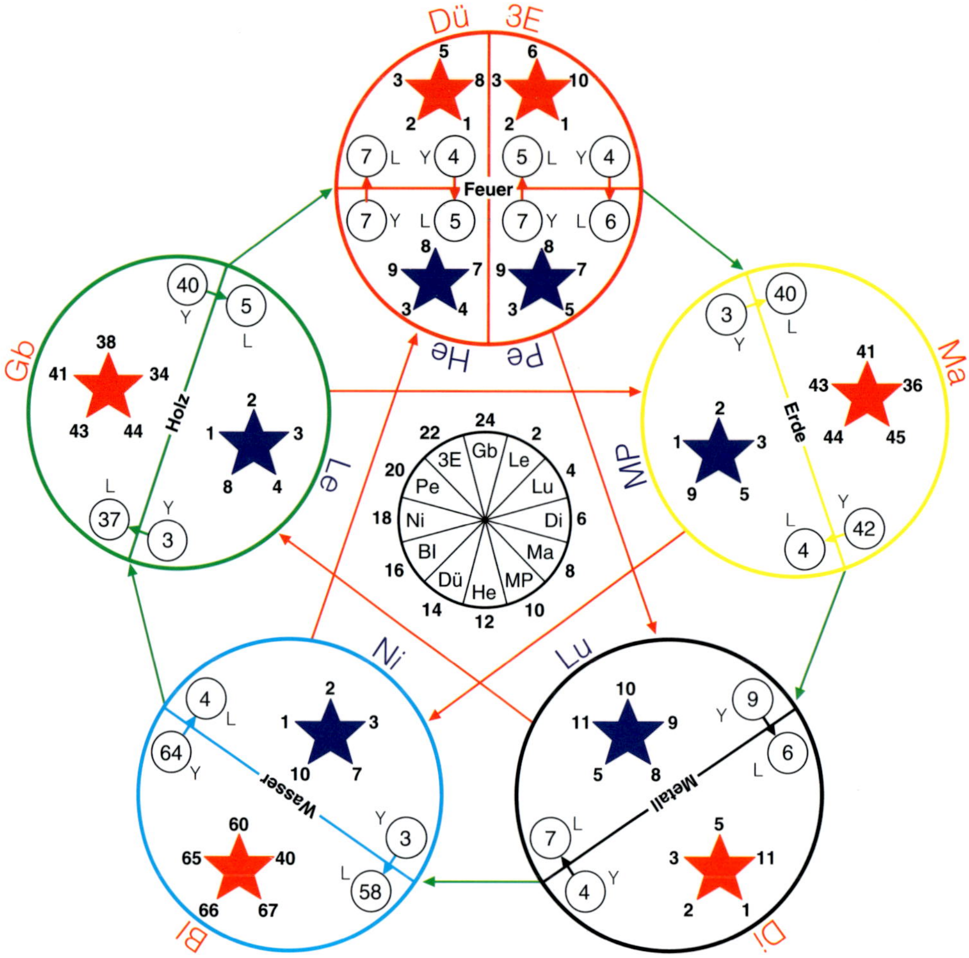

Die Shu-, Mu- und Xi-Punkte

	Lu	Di	Ma	MP	He	Dü	Bl	Ni	Pe	3E	Gb	Le
Shu Höhe proc. spin.	Bl 13 T3	Bl 25 L4	Bl 21 T12	Bl 20 T11	Bl 15 T5	Bl 27 S1	Bl 28 S2	Bl 23 L2	Bl 14 T4	Bl 22 L1	Bl 19 T10	Bl 18 T9
Mu	Lu 1	Ma 25	Ren 12	Le 13	Ren 14	Ren 4	Ren 3	Gb 25	Ren 17	Ren 5	Gb 24	Le 14
Xi	Lu 6	Di 7	Ma 34	MP 8	He 6	Dü 6	Bl 63	Ni 5	Pe 4	3E 7	Gb 36	Le 6

Meisterpunkte der acht Extrameridiane

Ren-mai: Lu 7	Yinqiao: Ni 6	Yinwei: Pe 6	Dai-mai: Gb 41
Du-mai: Dü 3	Yangqiao: Bl 62	Yangwei: 3E 5	Chong-mai: MP 4

Allgemeine Meisterpunkte

Yin-Organe	Yang-Organe	Atmungs-organe	Blut	Muskeln Sehnen	Knochen	Mark	Gefäße
Le 13	Ren 12	Ren 17	Bl 17	Gb 34	Bl 11	Gb 39	Lu 9

Zungendiagnostik	Yin ↑		Yin ↓		Yang ↑		Yang ↓	
Über den Elemente-Bezug (Feuer, Erde, Metall, Wasser, Holz) (bitte sorgfältig in die dunklen Kästchen eintragen) entscheidet die betroffene Lokalisation. 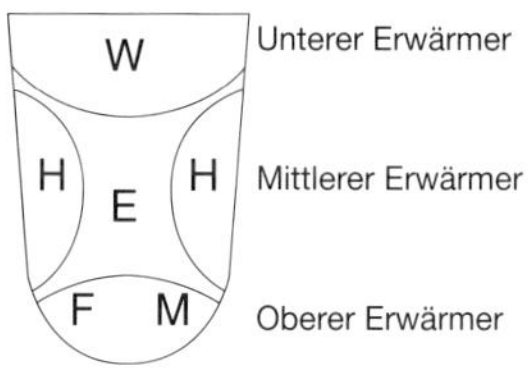								
Zungenkörper								
Rot					○	□		
Blaß	○	□						
Scharlachrot			○	□	○	□		
Violett	○	□					○	□
sehr feucht	○	□					○	□
sehr trocken			○	□	○	□		
dick, mit Zahnabdrücken	○	□						
dünn, schmal			○	□				
rissig und Rot			○	□	○	□		
rissig und Blaß			○	□			○	□
rauh			○	□	○	□		
unbeweglich					○	□		
zitternd			○	□				
Zungenbelag								
dick	○	□			○	□		
dünn			○	□			○	□
wie ölig	○	□						
ungleichmäßig			○	□				
Weiß	○	□						
Gelblich					○	□		
Grau auf Rot			○	□	○	□		
Grau auf Blaß	○	□					○	□

Yin- und Yang-Summen Zungendiagnostik:

	Yin ↑ / ↓	Yang ↑ / ↓								
F =				F		F		F		F
E =				E		E		E		E
M =				M		M		M		M
W =				W		W		W		W
H =				H		H		H		H

Pulsdiagnostik	Yin ↑		Yin ↓		Yang ↑		Yang ↓	
Über den Elemente-Bezug (Feuer, Erde, Metall, Wasser, Holz) (bitte sorgfältig in die dunklen Kästchen eintragen) entscheidet die betroffene Lokalisation der Pulsstaststelle. 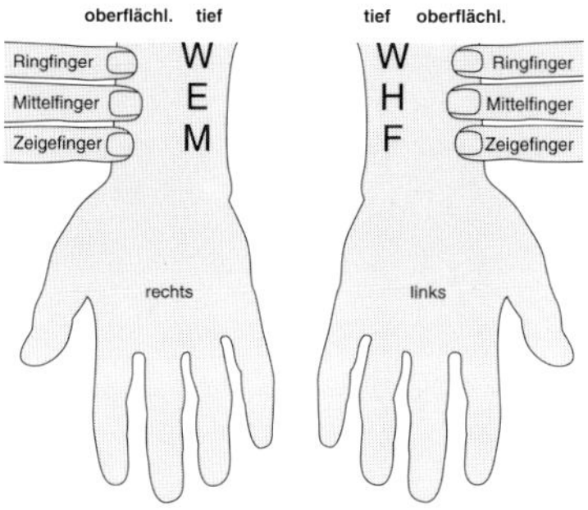								
Frequenz								
schnell					○	☐		
langsam	○	☐						
Volumen								
groß, klar	○	☐			○	☐		
fein			○	☐			○	☐
Tiefe								
oberflächlich			○	☐	○	☐		
tief	○	☐					○	☐
Kraft								
leer, kraftlos			○	☐			○	☐
voll, kräftig	○	☐			○	☐		

Yin- und Yang-Summen Pulsdiagnostik:

	Yin ↑ / ↓	Yang ↑ / ↓								
F =				F		F		F		F
E =				E		E		E		E
M =				M		M		M		M
W =				W		W		W		W
H =				H		H		H		H

Feuer	Yin ↑	Yin ↓	Yang ↑	Yang ↓
Herz				
U: Hypertonie (s. a. Holz)	○		○	oder ○
U: Tachykardie, Arrhythmie	○	oder ○		○
U: leichte Tachykardie		○		
U: Bradykardie	○			
Herzklopfen		○		○
B: Herzinsuffizienzzeichen				○
Koronarsklerose, Angina pectoris, Perikarditis	○			○
Körpertemperatur				
U: Fieber, Hitze, Röte		○	○	
wenig schwitzen trotz Fieber	○			
viel Schwitzen bei Fieber			○	
U: erniedrigte Temperatur		○		○
Frösteligkeit, kalte Hände und Füße				○
B: blasse, zyanotische Haut		○		○
B: Akrozyanose	○			
Hyperhidrosis		○	○	oder ○
Schwitzen spontan				○
Nachtschweiß		○		
Schlaf				
Durchschlafschwierigkeiten, Schlafstörungen		○		○
chronische Schlaflosigkeit	○	oder ○		
akute Schlaflosigkeit			○	
braucht viel Schlaf		○		○
je mehr Schlaf, desto verschlafener	○			○
immer müde				○
Alpträume, exzessives Träumen		○		
„Morgenmuffeligkeit"		○		○
Ruhelosigkeit		○		○
Zwischensumme Feuer:	Yin ↑	Yin ↓	Yang ↑	Yang ↓

Feuer	Yin ↑	Yin ↓	Yang ↑	Yang ↓
Dünndarm				
Meteorismus	○			
Darmkoliken, Diarrhö, Erbrechen, M. Crohn			○	
Psyche, Sprechen				
B: laut, geschwätzig			○	
B: laut, schweigsam				○
B: leise, geschwätzig	○			
B: leise, schweigsam		○		
lacht und redet viel, schwache, zittrige Stimme		○		○
erregt, unaufhörliches Reden, Gewalttätigkeit	○		○	
Stottern und schnelles Reden, heisere Stimme		○		
langsames, zögerndes Reden, Einsilbigkeit	○			○
Selbstgespräche, Blackouts	○			○
nervöse und vegetative Erkrankungen				○
Verwirrung, Depression	○			○
geistige Unruhe, viel Angst		○	○	
ängstlich, erregbar, Unbehagen		○		
träge, introvertiert	○			○
wenig Selbstbewußtsein		○		○
Schizophrenie, manisch hyperaktiv	○		○	
Apoplexie, Epilepsie	○	○		
schlechtes Gedächtnis		○		
gutes Gedächtnis			○	
übermäßige Freude, Euphorie		○		○
Modalitäten				
Abneigung gegen Bitteres	○		○	
Verlangen nach Bitterem		○		○
Abneigung gegen Rot	○		○	
Verlangen nach Rot		○		○
Summe Feuer:	Yin ↑	Yin ↓	Yang ↑	Yang ↓

Erde	Yin ↑	Yin ↓	Yang ↑	Yang ↓
Magen-Darm-Trakt, Hunger				
B: blasse, zyanotische Lippen		○		○
trockene, rote Lippen, die zu Rissigkeit neigen		○	○	
Herpes labialis		○	○	
Gingivitis		○	○	
schlechter Mundgeruch, fauliger Atem		○	○	
saurer Geschmack im Mund, saures Aufstoßen	○			○
Übelkeit und Erbrechen	○			
akute Gastritis			○	
chronische Gastritis	○			○
Ulcus duodeni, Ulcus ventriculi		○	○	
dumpfer, anhaltender Schmerz	○			○
Dyspepsie		○		○
Malabsorptionen: Diarrhö		○		○
U: Diabetes mellitus, Diabetes insipidus		○		○
Adipositas	○			○
chronische Enteritis, M. Crohn			○	
chronische Diarrhö			○	
Hunger verschlechtert		○	○	
kein Hunger, kein Durst		○		○
Völlegefühl	○			
viel Hunger, viel Durst, Heißhunger		○	○	
Hunger erst mittags	○			○
Leber – Galle – Pankreas				
Hepatitis		○	○	
chronische Hepatitis			○	
Leberzirrhose	○		○	
Cholezystitis	○		○	
Parotitis, Pankreatitis			○	
Zwischensumme Erde:	Yin ↑	Yin ↓	Yang ↑	Yang ↓

Erde	Yin ↑	Yin ↓	Yang ↑	Yang ↓
Sonstiges				
Lymphangitis, Lymphadenitis			○	
Polyneuropathien		○		○
Nahrungsmittelallergien		○		oder ○
peripheres Bindegewebe				
♀ Prolapsneigung, Gebärmuttervorfall		○		○
Bindegewebsschwäche		○		○
schwache Muskeln, wenig Fett, Astheniker		○		○
Ödemneigung	○	oder ○		○
Blutungsneigung, Zwischenblutungen		○		○
Anämie		○		○
eiskalte Hände und Füße	○	oder ○		○
Psyche				
Kopfzerbrechen, Grübelei, Sorgen		○		○
blasses Gesicht, besorgter Blick	○			○
Zwangsneurosen	○			
Anorexia nervosa		○	○	oder ○
Streß-Ulkus		○	○	
Depression		○	○	oder ○
Lethargie, Trägheit	○			
schwerer Kopf, Schwindeligkeit	○			
Teilnahmslosigkeit		○		○
übermäßige Schwermut und Grübelei	○			○
Modalitäten				
Abneigung gegen Süßes	○		○	
Verlangen nach Süßem		○		○
Abneigung gegen Gelb	○		○	
Verlangen nach Gelb		○		○
Summe Erde:	Yin ↑	Yin ↓	Yang ↑	Yang ↓

Metall	Yin ↑	Yin ↓	Yang ↑	Yang ↓
Atmungsorgane				
Rhinitis, kalt, d. h. Anfangsphase	○			
dünnes, wäßriges Sekret	○			
Rhinitis, heiß, d. h. Spätphase			○	
dickes, farbiges Sekret			○	
verstopfte Nase	○			
allergische Rhinitis, Heuschnupfen	○		○	
Nasenpolypen	○			○
akute Bronchitis	○	oder ○		○
trockene Bronchitis		○		○
eitrige Bronchitis	○		○	
wenig oder dickes Sputum		○		
Bronchiektasien		○		○
Bronchitis mit asthmatischer Atmung	○			○
schwache Atmung		○		○
Lungenentzündung			○	
Lungenemphysem	○		○	
Inhalationsallergien		○		○
Asthma				
massiv			○	
allergisch			○	
plötzlich			○	
verkrampft			○	
extrem			○	
Status asthmaticus	○			
Asthma häufig	○			
Asthma durch Anstrengung	○			
nachts schlimmer	○			
Asthma bronchiale allgemein	○		○	
Dickdarm				
atonische Obstipation				○
spastische Obstipation			○	
trockener, dunkler Stuhl		○		
Diarrhö	○		○	
	Yin ↑	Yin ↓	Yang ↑	Yang ↓
Zwischensumme Metall:				

Metall	Yin ↑	Yin ↓	Yang ↑	Yang ↓
Koliken in Colon und Rektum		○		○
akute Kolitis	○		○	
Colitis ulcerosa		○		
Haut				
Schuppen	○			○
feuchte Ekzeme	○		○	
trockene Ekzeme		○	○	
Nachtschweiß		○		
Warzen	○			
Urtikaria				○
Psoriasis	○			○
Neurodermitis				○
U: dicke Haut	○			
U: dünne Haut		○		○
U: trockene Haut		○		○
U: fettige Haut	○			○
U: sensible Haut		○		○
U: unsensible Haut	○			○
juckende Haut			○	
Akne bei dicker Haut	○			
Akne bei dünner Haut				○
Psyche				
häufig traurig	○			
erschöpft durch Trauer und Kummer		○		○
leise Stimme, Wortkargheit		○		○
unruhig, ängstlich	○			
nervös, übererregbar			○	
unkontrollierte Gefühle		○		○
manisch-depressiv		○		○
depressiv	○			
übermäßige Trauer und Sorge		○		○
Modalitäten				
Abneigung gegen Scharfes	○		○	
Verlangen nach Scharfem		○		○
Abneigung gegen Weiß	○		○	
Verlangen nach Weiß		○		○
	Yin ↑	Yin ↓	Yang ↑	Yang ↓
Summe Metall:				

Wasser	Yin ↑	Yin ↓	Yang ↑	Yang ↓
U: Miktion, Harn- und Geschlechtsorgane				
häufig, viel, wäßrig		○		○
wenig und dunkel		○		
wenig: Oligurie				○
Pollakisurie			○	
Inkontinenz, Restharn, Harnträufeln, Miktionsstörung				○
nächtliches Bettnässen, Enuresis nocturna		○		○
Zystitis			○	
Nephritis, Pyelonephritis			○	
chronische Nephritis				○
Nierenkoliken		○	○	
Niereninsuffizienz, Nebenniereninsuffizienz				○
Diabetes mellitus, Diabetes insipidus		○		○
♂ Prostatitis			○	
♂ Prostataadenom	○			○
♂ Oligospermie		○		
♂ Ejaculatio praecox		○		○
Unfruchtbarkeit, Impotenz, Frigidität		○		○
♀ verminderte Vaginalsekretion		○		○
♀ Amenorrhö; langer Zyklus, kurze Menses		○		○
♀ kurzer Zyklus, unregelmäßiger Zyklus (s. a. Holz)		○		
♀ Frühgeburten, habituelle Aborte		○		
♀ Myome, Ovarialzysten	○			○
Gehör, Sehen				
Taubheit, Schwerhörigkeit		○		○
Tinnitus, abends schlimmer (s. a. Holz)		○		○
Schwindligkeit mit Leeregefühl im Kopf		○		
Hyperakusis, Otosklerose		○		
verschwommenes Sehen		○		
	Yin ↑	Yin ↓	Yang ↑	Yang ↓
Zwischensumme Wasser:				

Wasser	Yin ↑	Yin ↓	Yang ↑	Yang ↓
Knochen, Haare und Zähne				
brüchige, lockere Zähne		○		○
Karies, Parodontose		○		
brüchige Knochen		○		○
Arthritis, Multiple Sklerose, M. Scheuermann			○	
Rücken- und Knieschwäche		○		
Rücken- und Knieschmerzen, Lumbago		○		○
Rücken- und Knieschmerzen, durch Kälte schlechter				○
Haarausfall und frühzeitig graue Haare		○		○
Haarausfall		○		
frühzeitig graue Haare				○
Psyche				
innere Unruhe			○	
ängstlich angespannt		○		
vor Angst wie gelähmt, passive Angst				○
träge, willensschwach				○
hoffnungslos, still, zurückhaltend				○
Depression				○
übertriebene Selbstkritik		○		
schwaches Gedächtnis, frühzeitiges Altern, Senilität		○		○
verzögerte körperliche und geistige Entwicklung		○		○
spätes Altern	○		○	
leicht erschöpfbar		○		○
Modalitäten				
Abneigung gegen Salziges	○		○	
Verlangen nach Salzigem		○		○
Abneigung gegen Schwarz und Blau	○		○	
Verlangen nach Schwarz und Blau		○		○
	Yin ↑	Yin ↓	Yang ↑	Yang ↓
Summe Wasser:				

Holz	Yin ↑	Yin ↓	Yang ↑	Yang ↓
Leber-Galle				
Völlegefühl im Oberbauch		○		○
Fettunverträglichkeit, heller Fettstuhl		○		○
Meteorismus		○		○
Übelkeit, evtl. mit Erbrechen	○			○
Erbrechen ohne Übelkeit		○	○	
Cholezystitis, Gallensteine, Gallenkolik	○		○	
Hepatitis	○		○	
Bewegungsapparat				
Nackensteifigkeit	○		○	
Muskelverspannungen, erhöhter Muskeltonus		○	○	
Sphinkter-Krämpfe		○		
verkürzte Bänder, M. Bechterew, Dupuytren-Beugekontraktur		○		
Spasmen, Zuckungen			○	
Zittern, zittrige Stimme, Sprechschwierigkeiten			○	
Tremor, Tics		○		
Sehnenentzündungen		○	○	
Polyarthritis			○	
niedriger Muskeltonus, lockere Bänder		○		○
Schlottergelenke	○			○
Hernien, Brüche	○			○
brüchige Nägel		○		○
Blutdruck				
Hypotonie, Parasympathikotonie	○			○
Hypotonie, Hypovolämie, Anämie, Blässe		○		○
Hypertonie, Sympathikotonie		○	○	
Hypertonie, Hypervolämie, Plethora	○			○
Migräne				
„Sonntagsmigräne"	○			○
♀ **Zyklus**				
prämenstruelles Syndrom	○			○
Schwellungsgefühl in Brüsten und Unterleib		○		
Schmerzen in Brüsten und Unterleib				○
unregelmäßiger Zyklus		○		○
langer Zyklus, kurze Menses		○		
plötzliche starke Blutungen		○	○	
Herpes genitalis, Genitalmykosen, Unterleibsvarizen	○			○
Zwischensumme Holz:	Yin ↑	Yin ↓	Yang ↑	Yang ↓

Holz	Yin ↑	Yin ↓	Yang ↑	Yang ↓
Sehen, Gehör				
Fehlsichtigkeit		○		○
starke Fehlsichtigkeit	○			○
Tränen und trockene Augen im Wechsel		○		○
trockene, entzündete Augen, Retinitis		○		
Augeninfektionen			○	
Glaukom	○		○	
Allergieneigung			○	
anhaltender Tinnitus, Hörsturz, M. Ménière		○	○	
Psyche				
Umgang mit Nervosität und Anspannung:				
– zeigt sie aggressiv			○	
– zeigt sie, verliert die Kontrolle, zittert		○		
– total kontrolliert				○
– seufzt, schluckt sie, Globusgefühl		○		○
cholerisch, unkontrolliert, Wutausbrüche		○	○	
angespannt, aggressiv, gerötete Augen und Gesicht		○	○	
nervös, ärgerlich, irritierbar		○		○
unruhige Beine	○			○
Unruhe, Schlaflosigkeit		○	○	
Ärger und Depressionen		○	○	
Reizbarkeit und Depressionen		○		
durch Ärger introvertiert	○			○
Epilepsie			○	
energetisch blockiert		○		○
Emotionen schwächen		○		○
depressiv, leise Stimme		○		○
mangelhaftes Selbstwertgefühl		○		
Neigung zu Tränenausbrüchen		○		
Schüchternheit, Unentschlossenheit, Furchtsamkeit				○
übermäßiger Ärger und Zorn	○			○
Modalitäten				
Abneigung gegen Saures	○		○	
Verlangen nach Saurem		○		○
Abneigung gegen Grün	○		○	
Verlangen nach Grün		○		○
Summe Holz:	Yin ↑	Yin ↓	Yang ↑	Yang ↓

Schmerzanamnese	Yin ↑	Yin ↓	Yang ↑	Yang ↓
Über den Elemente-Bezug entscheidet das betroffene Organ: He/Dü = F, MP/Ma = E, Lu/Di = M, Ni/Bl = W, Le/Gb = H				
Linderung durch Wärme	○			
Verschlimmerung durch Wärme			○	
Linderung durch Kälte				○
Verschlimmerung durch Kälte		○		
Linderung durch Druck		○		○
Verschlimmerung durch Druck	○		○	
Besserung nach dem Essen		○		○
Verschlimmerung nach dem Essen	○		○	
Linderung durch Feuchtigkeit			○	
Verschlimmerung durch Feuchtigkeit	○			
mit Schweregefühl verbunden	○			
leicht und ermüdend		○		○
	Yin ↑	Yin ↓	Yang ↑	Yang ↓
Zwischensumme Element:				

Schmerzanamnese	Yin ↑	Yin ↓	Yang ↑	Yang ↓
mit Hitzegefühl			○	
mit Kältegefühl	○			
mit viel Schwitzen	○			
mit sehr trockener Haut		○		○
wechselnde Lokalisation			○	
gleichbleibende Lokalisation	○			
verursacht durch: Wind			○	
Kälte	○			
Hitze	○		○	
Feuchtigkeit	○			
Trockenheit		○		○
Entzündung			○	
Kopfschmerzen				
plötzlich, mit Nackenverspannung, Schweregefühl	○		○	
leicht, mit Müdigkeit, Abgeschlagenheit, Leeregefühl		○		○
einseitig, mit Übelkeit	○			
mit Reizbarkeit			○	
mit Schwindelgefühl		○	○	
gerötetes Gesicht, mit Durst			○	
chronisch	○		○	
	Yin ↑	Yin ↓	Yang ↑	Yang ↓
Summe Element:				

Die Ergebnisse					
Elemente	**Yin ↑**	**Yin ↓**	**Yang ↑**	**Yang ↓**	**Disharmoniemuster**
F Feuer					
E Erde					
M Metall					
W Wasser					
H Holz					

Auswertung

Datum

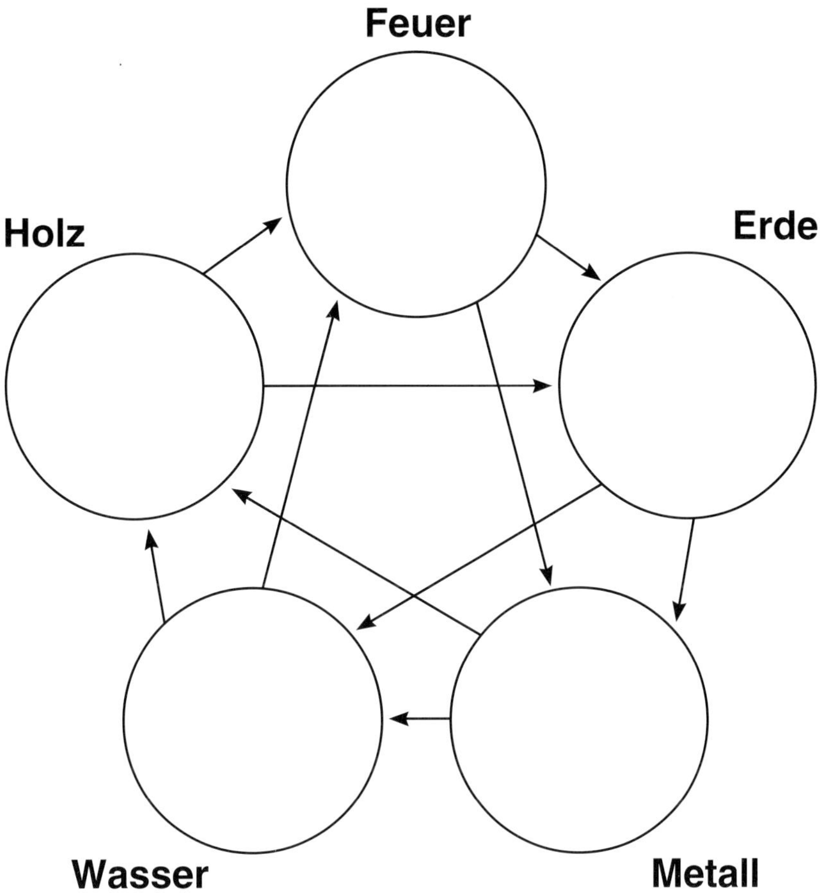

Patient:

Name, Vorname

Geburtsdatum

Therapie:

Punkte:

Tonisieren	Sedieren